DE VROUWENKLINIEK

Anita van Ommeren & Ageeth Scherphuis

DE VROUWENKLINIEK

Een kwarteeuw gynaecologie in Amsterdam

From Amsterdam
with love to
Richard Lilford

Anita van Ommeren
Ageeth Scherphuis

To a lovely friend
Birthday 2007

UITGEVERIJ BALANS
2006

Deze publicatie werd mede mogelijk gemaakt door een subsidie van het Fonds Bijzondere Journalistieke Projecten te Amsterdam (wwww.fondsbjp.nl).

Omslagontwerp Nico Richter
Omslag-, binnenwerkfoto's en auteursfoto Hans van den Bogaard
Boekverzorging Studio Cursief, Amsterdam
Druk Wilco, Amersfoort

ISBN 90 5018 787 0
NUR 860

www.uitgeverijbalans.nl
www.vrijnederland.nl

Inleiding

Met het vertrek van het Wilhelmina Gasthuis uit de binnenstad van Amsterdam hield de Vrouwenkliniek in 1983 op te bestaan als zelfstandig deel van het ziekenhuis. Dat betekende het einde van een unieke instelling in Amsterdam: een voorpost van de gynaecologie sinds 1898.

De kliniek waar hoogleraar Treub in het begin van de twintigste eeuw de nieuwe anti-onzedelijkheidswet trotseerde en als enige gynaecoloog aborteerde – op medische indicatie, van sociale gronden was nog geen sprake. Hij liet de officier van justitie weten dat hij 'het weer ging doen', opdat deze 'zijn rakkers kon sturen'. Het was het enige ziekenhuis in Amsterdam waar ongewenst zwangere vrouwen hun baby's konden afstaan. En in 1967 het eerste academische ziekenhuis waar openlijk, ook op sociale indicatie, werd geaborteerd en waar de eerste kliniek voor anticonceptie werd opgericht.

Emeritus hoogleraar Kloosterman destijds: 'In de Vrouwenkliniek kwam en komt alle ellende van Amsterdam bij elkaar – een groot verschil met andere ziekenhuizen. Wij hebben altijd de mensen die belast en beladen waren binnen de muren van het WG gehad. De upper ten gaat naar de Prinsengracht of de Boerhaave, maar als er iets mis gaat, komen ze toch bij ons.'

De helft van de vrouwen die er in de jaren tachtig bevielen, waren van buitenlandse afkomst: rechtopstaand, liggend, hurkend – alles kon in de Vrouwenkliniek. Veel zwangere verslaafde vrouwen kwamen naar de Vrouwenkliniek omdat daar niet de eis werd gesteld dat ze eerst moeten afkicken.

De traditie werd voortgezet, de gynaecologen hoefden in 1983 niet meer hun nek uit te steken voor abortus, maar moesten zich de vraag stellen of het zinvol was te vroeg geboren baby's met zeer ernstige afwijkingen, die dankzij toen nieuwe technieken in leven konden worden gehouden, te gaan behandelen. Een probleem dat nog lang niet is opgelost.

Het portret van de Vrouwenkliniek dat we toen maakten in het Wilhelmina Gasthuis voor de kleurenbijlage van *Vrij Nederland* hebben we bijna vijfentwintig jaar later opnieuw geschreven, nu in het AMC, Academisch Medisch Centrum in Amsterdam. Toen omdat de kliniek verhuisde naar het AMC, nu omdat professor Otto Bleker, in 1983 beginnend gynaecoloog, nu hoofd van de Vrouwenkliniek, afscheid neemt.

Toen wilden we een beeld geven van de gynaecologie anno 1983. Nu wilden we weten wat er is veranderd. Veel, onvoorstelbaar veel. Vrouwen bevallen, dat is als je het goed bekijkt, het enige wat niet is veranderd.

De Vrouwenkliniek in 1983

OVER DE LATJESBRUG

Amsterdam had een Binnengasthuis en een Buitengasthuis, vanaf de zeventiende eeuw Pesthuys. Buiten, 'over de latjesbrug', kon je maar beter niet terechtkomen: daar gingen de pestlijders heen, later de zwervers, de krankzinnigen, de lijders aan dysenterie, schurft, tyfus, de Spaanse pokken (syfilis), en de kostkopers – Amsterdammers die niet meer welkom waren bij hun familie en tegen betaling werden ondergebracht in het Buitengasthuis. Voor de door 'Venus-smet' geteisterde vrouwen was er de policiezaal op een zolder van het gasthuis; volgens een tijdgenoot bestond er geen slechtere inrichting dan deze: 'Vierenzestig kribben zo opgestapeld dat je er nauwelijks tussendoor kunt en geen mogelijkheid voor de vrouwen om het ziekenverblijf te verlaten.'

Niemand van de bewoners maakte trouwens veel kans het Buitengasthuis levend te verlaten, alleen het ziekenhuis Hôtel Dieu in Parijs had een nog hoger sterftecijfer. De eerste inwonende geneesheer, die minder verdiende dan de artsen van het deftiger Binnengasthuis, moest weer vertrekken van het gemeentebestuur van Amsterdam omdat zijn beleid niet zuinig genoeg was. De tweede arts toonde aan dat de patiënten de meeste ziekten en dodelijke hoge koortsen ín het ziekenhuis opliepen. 'De lakens worden zonder zeep gewassen in de gracht rond het ziekenhuis, waarop alle faecaliën en ander afval wordt geloosd en gedroogd op de zalen tussen de opgestapelde bedden van de patiënten, waardoor een ondraaglijke stank opstijgt.'

Uit 'dit onheil voor veel huisgezinnen, deze ramp voor

de burgerij en deze schande voor de stad' (inwonend geneesheer Voorhelm Schneevoogt in 1840) ontstond het Wilhelmina Gasthuis, waarvoor de jonge koningin Wilhelmina in 1891 de eerste steen legde, op een terrein naast het oude Pesthuys. Het werd een 'hypermodern' paviljoensziekenhuis voor vierhonderd patiënten.

Amsterdam haalde de toen al beroemde, dertigjarige Hector Treub, hoogleraar in de verloskunde en de leer der vrouwenziekten, uit Leiden weg met de belofte dat hij een speciale Vrouwenkliniek zou krijgen met honderd bedden, een dagverblijf voor zwangeren, operatie- en behandelkamers, een collegezaal, een fantoomzaal en een laboratorium.

Treub was de eerste van een rijtje legendarische hoogleraren die de Vrouwenkliniek van het WG de naam hebben gegeven van een progressief ziekenhuis.

Toen Treub naar de kliniek kwam, werd de gynaecologie in Nederland nog nauwelijks beoefend. Hij schreef het eerste leerboek van de gynaecologie, richtte het *Nederlandsch tijdschrift voor verloskunde en gynaecologie* op en (mede) de Nederlandsche gynaecologische vereniging. Hij hekelde – toen al – gynaecologen met hun passie voor opereren, hij vond ze 'slordig met de diagnostiek en nog slordiger met de indicatiestelling voor een operatie'.

Over zijn opvolger Van Rooij (1920-1937) wordt meestal gezwegen. Hij zou een autoritair man en een wild operateur geweest zijn, die op zesenvijftigjarige leeftijd stierf. Niets hiervan is terug te vinden in de geschiedenisboeken. Van Rooij heeft nauwelijks school gemaakt.

Van Bouwdijk Bastiaanse (1938-1957) volgde Van Rooij op. Het was een politieke benoeming: in ruil voor een socialistische hoogleraar staatsrecht aan de Universiteit van Amsterdam (professor George van den Bergh) benoemde de gemeenteraad een katholieke hoogleraar in de verloskunde. Dat was in de jaren dat de universiteit nog een gemeente-universiteit was. Van Bouwdijk Bastiaanse was een befaamd operateur, die de grondslag legde voor de radicale kankeroperaties die het WG wereldberoemd maakten op dit gebied.

Nu worden er goedmoedig grappen over gemaakt: hij was een 'uterusmonteur', bij wie geen vrouw veilig was. In zijn tijd werd er met twee teams tegelijk geopereerd. Soms eindigde zo'n snijochtend in een wedstrijd wie het eerste klaar was.

Het was geen mooi gezicht, Van Bouwdijk aan de operatietafel, hij had kleine handjes waarmee hij als er iets mis dreigde te gaan de assistenten driftig op hun vingers tikte. Hij had graag vrouwen in zijn staf, voor de 'sfeer', en hij mocht zijn vrouwelijke assistenten graag koppelen. Birgit van Wayjen-Eecen, gynaecologe, herinnerde zich dat automatisch werd aangenomen dat de vrouwelijke gynaecologen na een refereeravond een halfuurtje langer bleven om af te wassen. College geven kon Van Bouwdijk niet en hij was geen tacticus. Hij was zeer teleurgesteld toen, in plaats van zijn leerling Sindram, Kloosterman tot zijn opvolger werd benoemd. Maar hij bleef een gentleman, noodde Kloosterman en zijn vrouw al spoedig na diens benoeming thuis te eten, maar heeft degenen die verantwoordelijk waren voor Kloostermans benoeming nooit meer aangekeken.

Kloosterman (1957-1982) was behalve een tacticus en een 'praatdokter' ook een pionier. Aan hem heeft de Vrouwenkliniek zijn faam op verloskundig gebied te danken. Voor de overzichtelijkheid sommen we even op: de polikliniek voor vruchtbaarheids- en hormoonstoornissen, de polikliniek geboorteregeling en later de afdelingen neonatologie – zorg voor pasgeboren kinderen – en seksuologie én de huiskamer voor poliklinische bevallingen: het is allemaal onder zijn regime begonnen. Met al deze ontwikkelingen was de Vrouwenkliniek de eerste in ons land.

Gynaecologe Nel Jager-van Gelder (63 jaar) ging niet mee toen de Vrouwenkliniek in 1983 naar het AMC verhuisde. Zij werkte er 33 jaar. 'Onfysiologisch.' 'Ze moeten daar jonge mensen neerzetten. Ik ben zo verbonden met deze kliniek, ik heb nooit ergens anders gewerkt en ik wil ook nergens anders werken.'

Het vak leek begin jaren tachtig in bijna niets meer op wat ze veertig jaar eerder leerde. 'We kunnen vrouwen níét laten menstrueren, we kunnen ze juist wél laten menstrueren, of op het gewenste moment laten menstrueren. We kunnen vrouwen eitjes laten maken, of juist niet laten maken, we kunnen de onregelmatige werking van de eierstokken corrigeren. Daar droomden we vroeger niet eens over. En allemaal dank zij hormonen – die nog niet in de fabriek gemaakt werden toen ik in dit vak begon. De ontwikkeling van de anticonceptiepil heeft veel meer betekend dan een goede anticonceptie: het heeft een belangrijke bijwerking gehad op de beïnvloeding van de eierstokken en de baarmoeder. Vroeger was het curetteren en nog eens curetteren. Vooral jonge meisjes en vrouwen in de overgang curetteerde je soms wel drie keer en omdat je niet aan de gang kon blijven, haalde je de baarmoeder er ten slotte maar uit. Ik heb er op die manier honderden baarmoeders uitgehaald. We curetteerden drie keer per week, vijftien tot twintig vrouwen per keer. Dat komt niet meer voor.

Over kanker kon je twee dingen zeggen: het is 't of het is 't niet. Nu kunnen we kanker *voorkomen*, we zien het in de verte aankomen – ik vind het nog steeds onvoorstelbaar. De grote kunst is het zeven. Wij willen hier dat iedere vrouw om de paar jaar een uitstrijkje laat maken. "Laat mij maar strijken", als we hier vandaag zouden ophouden met strijken, ben ik morgen weg. De minister zegt dat vierhonderd vrouwen, die ieder jaar doodgaan aan baarmoederhalskanker niet genoeg is om bij alle vrouwen een gratis strijkje te laten maken. Daarbij bedenkt de minister niet *hoe* die vrouwen na een operatie aan baarmoederhalskanker blijven leven – incontinent vaak, of met een misvormde schede en *hoe* ze doodgaan. Laat mij maar strijken en zorgen dat we er vroeg genoeg bij zijn. Daarna is het een kwestie van zeven.'

De grote hulp bij het zeven was de colposcoop, een microscoop waarmee je via de schede de baarmoedermond en de baarmoederhals sterk vergroot kunt bekijken en fotograferen. Iedere vrouw met een verdacht strijkje werd met de colposcoop bekeken op gevaarlijke afwijkingen aan de baarmoedermond. Kleine afwijkingen werden ter plekke, op de polikliniek, behandeld. Nel Jager: 'Er is geen narcose nodig, geen opname, de vrouwen komen aanwandelen en wandelen volkomen intact weer weg. Zo voorkom je baarmoederhalskanker in het vroegste stadium, maar natuurlijk werkt het alleen als je er meteen bij bent en regelmatig laat strijken.'

De derde grote verandering, 'een ongelooflijke factor in de vooruitgang', was de echoscopie. Met behulp van geluidsgolven – volmaakt onschuldig – is het mogelijk twee of drie weken na de conceptie een zwangerschap te constateren en gedurende de hele zwangerschap te kijken of de vrucht zich goed ontwikkelt.

Nel Jager: 'Vroeger moest je een vrouw als het vruchtje niet goed groeide om de week terug laten komen, nu zie je het allemaal in één keer: klopt het hartje goed, groeit het goed – je kunt het vruchtje op de millimeter meten –, zit alles eraan, zijn er geen ernstige afwijkingen: als er iets niet in orde is, zie je het meteen, dan is het niet zo'n mooi, rond blaasje.'

Als laatste verworvenheid noemt ze de poliseksuologie en de polivruchtbaarheids- en hormoonstoornissen. 'Dat heeft zich allemaal ontwikkeld uit de gynaecologie. Vrouwen die nooit van haar leven eitjes zouden maken, kunnen we nu dwingen eitjes te maken.'

Naar de laatste verandering vroegen we zelf, maar toen ze er eenmaal over begon, was ze niet meer te stuiten: de veranderde houding van vrouwenartsen tegenover abortus.

Nel Jager is opgeleid onder Van Bouwdijk Bastiaanse: 'Ik beaamde zijn ideeën en opvattingen. Ik heb het vak gekozen om de verloskunde, de zorgvuldigde begeleiding van de vrucht negen maanden lang: Ligt het goed? Zit het kopje goed. Daalt het al in? En dan moet je diezelfde vrucht die je zo koestert, in de vuilnisbak gooien. Ik had wel van het begin af aan het idee dat ik faalde op het gebied van de anticonceptie. Ik had niets te bieden: pessarium en condoom dat was alles.'

In 1952 liep ze stage bij de GGD, daar gingen haar de ogen open. In een autootje met een rood kruis reed ze dag in, dag uit door Amsterdam: van abortus naar abortus. Amsterdam was in die tijd verlofcentrum voor Amerikaanse militairen, een tijd dat ongetrouwd zwanger worden een ramp was. Er was een heel circuit van 'adresjes', dat de zwangere vrouwen en meisjes afgingen. Nel Jager: 'Er werd wat in de baarmoeder geroerd, er werd wat met jodium gedaan en dan werden ze naar huis gestuurd met de mededeling dat ze gingen vloeien en dat ze dan de GGD maar moesten bellen. En dan kwam ik met mijn koffertje en een coassistent. Ik haalde de resten eruit, ter plaatse: op bed, met mijn vinger, dat is de veiligste manier om naar binnen te komen en om te voelen of er nog iets zit. Wel achttien keer per dag. Ik gaf ze een bakje om in te braken en het gebeurde wel dat we samen in hetzelfde bakje overgaven. Dat ging zo zes dagen en zes nachten, de zevende dag was ik vrij. Ik reed van politiepost naar politiepost om de GGD te bellen waar mijn volgende adres was. Ik ken alle buurten van Amsterdam, ik ken alle kamertjes driehoog-achter. Soms lagen ze in het stro, vaak was er niet eens een handdoek voor de dokter. Dan kreeg ik de enige nachtpon die in huis was om mijn handen te drogen. Op de Geldersekade legde de baas van een bordeel ter zake kundig de stukken van een nageboorte voor mijn neus, wees me welk stukje nog ontbrak en vroeg of ik dat er maar uit wilde halen. Nooit heeft iemand me gevraagd wat ik kwam doen, ze hadden al zoveel ellende meegemaakt: de angst, de pijn, het geld dat ze moesten neerleggen. En dan kwam ik en dan was het eindelijk over.'

Het is inmiddels ver na zes uur geworden, iedereen in de polikliniek is zo langzamerhand naar huis. Alleen boven in de verloskamers, recht boven de kamer van Nel Jager, wordt druk gelopen. Ineens steekt ze haar hand op: we horen het huilen van een baby. 'Nu wordt er een kindje geboren, wat je hoort is de eerste kreet, nu is het afgesneden van de moeder.' En, alsof ze zich daarvoor moet verontschuldigen: 'Hiervoor heb ik dit vak gekozen: kinderen zo gezond en goed mogelijk op de wereld helpen. Drieëndertig jaar lang heb ik dit geluid gehoord.'

Ze komt terug op de abortuspraktijken in de jaren na de oorlog, de tijd van de buitendienst, waarin artsen van het WG patiënten thuis behandelden, omdat er een gebrek was aan bedden. Via een huisarts kreeg ze een adres op, waar ze op de grond een vrouw vond in een plas bloed. Er hing iets wits uit de vulva – een teken dat de nageboorte er nog niet uit was.

Nel Jager: 'Ik heb de nageboorte er daar uitgehaald, maar de vrouw had zo veel bloed verloren dat ze moest worden opgenomen. En daar begon Van Bouwdijk: waar was het kind? Geen kind, de vrouw deed uit angst geen mond open. Maar een week later, toen de vrouw was ontslagen, stond er een tas voor de deur van de kamer van de professor met het dode kindje erin. Alle gynaecologen van mijn generatie hebben dit meegemaakt, allemaal – tot godzijdank de pil kwam. Ik ken geen ander geneesmiddel dat zo veel goed heeft gedaan.'

Ze vertelde haar herinneringen in één stroom in die steeds donkerder en stiller wordende kliniek, met veel mededogen voor de vrouwen die op geen enkele hulp hoefden te rekenen. Af en toe zegt ze dat ze naar huis moet omdat de kinderen komen eten, maar ze ging door.

'Ik heb meisjes gezien die zich in Engeland hadden laten aborteren en terugkwamen met een volkomen aan flarden getrokken baarmoedermond. Ik heb zelfs meisjes naar Londen zien gaan – en betalen – die helemaal niet zwanger waren, maar ons niet wilden geloven omdat ze dachten dat we ze aan het lijntje wilden houden tot het te laat was voor een abortus. Wat hebben we ons op dat punt vergist. Toen we voor het eerst – onder Kloosterman – een abortusteam samenstelden, dachten we dat vrouwen spijt zouden krijgen van abortus. Treffers was de eerste die dat ontkende. Ik geloofde er ook in, maar ik weet nu heel duidelijk dat het niet waar is: bij de meeste vrouwen overheerst de opluchting, die is veel sterker dan het schuldgevoel en het verdriet. Als een vrouw ervan overtuigd is dat ze haar kind niet kan opvoeden, gaat ze dwars door alles heen: toen Kloosterman éénmaal op televisie had gezegd dat hij onder bepaalde voorwaarden bereid was in de Vrouwenkliniek te aborteren, gingen de vrouwen hier in de gang van de kliniek gewoon op de grond liggen en ze bleven liggen tot ze geholpen werden.'

Hetzelfde mededogen dat ze heeft voor die vrouwen in de jaren vijftig en zestig had ze in de jaren tachtig voor buitenlandse vrouwen. Ze bracht haar laatste twee vakanties zelfs in Marokko door om wat meer te weten te komen over het leven van die Marokkaanse vrouwen, die ze zoveel op haar spreekuur krijgt. 'Om daar als vrouw geboren te worden – of als ezeltje, dat is net zo erg – dat gaat onze fantasie te boven. Vrouwen daar zijn afgeleefd als ze dertig zijn, ze brengen hun kinderen naar het kerkhof en ze baren weer nieuwe. En hier is hun situatie nog slechter, dáár doen ze tenminste nog samen de was, daar hebben ze andere vrouwen, hier hebben ze niets meer. Die man betekent niets voor ze, daar hebben ze geen contact mee.

In hun ogen zijn wij rotdokters, wij laten niet zien dat

we ze begrijpen. We treden op als technici in plaats van als vrienden. We onderzoeken hun buik en we geven een pil, terwijl zij vinden dat er in de eerste plaats iets met hen aan de hand is en dan pas met die buik. De meest hulpbehoevende groep die we nu krijgen, zijn de buitenlandse meisjes die zwanger zijn en bij ons om hulp komen, omdat hun vaders dreigen met moord en doodslag. En dat is geen loze dreiging. Ze komen bijna altijd alleen, ze kunnen nergens heen om hulp.

Er wordt weer hetzelfde spelletje opgevoerd als vroeger: niemand praat over wat er werkelijk aan de hand is. Wij zeggen dat zo'n meisje opgenomen moet worden voor een of ander onderzoek, zodat ze dat thuis kan vertellen en ondertussen aborteren we en geven na afloop een getekende verklaring mee dat we genoodzaakt waren het maagdenvlies in verband met een operatie te verwijderen.'

ABORTUSLUNCH

Vroeger heette de Treub-lunch gewoon abortuslunch, maar met het oog op de verhuizing naar het Academisch Medisch Centrum heeft iemand bedacht dat abortuslunch buitenstaanders toch wel raar in de oren moet klinken.

De Treub-lunch was een voortzetting van de abortuscommissie, die werd ingesteld na het roemruchte televisieoptreden van Kloosterman en psychiater Van Emde Boas, grondlegger van de seksuologie in Nederland (Vara, 1967), waarin voor het eerst duidelijk werd dat zij abortus onder bepaalde omstandigheden niet zouden weigeren. En het was het laatste overblijfsel van de strijd die in de Vrouwenkliniek heeft gewoed om een vrije abortus.

De bijeenkomst werd gehouden in het A-gebouw, het oudste deel van het WG. De vergaderzaal was hoog en kaal zoals dat hoorde in een negentiende-eeuws ziekenhuis, in het midden een grote tafel met de ingrediënten voor een schrale lunch erop. De hooggeleerden en gynaecologe Nel Jager-van Gelder zaten aan het hoofd, de anderen naar hoe het uitkwam. Mevrouw Jager droeg de patiënten voor. Iedereen was welkom: stafleden, assistent-gynaecologen, maatschappelijk werksters, belangstellende coassistenten.

De aanvragen om abortus en sterilisatie waren toen bijna allemaal gebaseerd op ellendige omstandigheden: ziekte, prostitutie, mishandeling, heroïne, handelen van medici die hun vak niet beheersten of uitheemse culturele achtergronden. Iedere abortusaanvraag werd hier besproken. Hoogleraar Treffers: 'Het gaat er nu niet meer om of de abortus wel of niet wordt toegestaan, we willen de vrouw niet betuttelen, maar het is naar ons gevoel nodig voor de opleiding van assistenten en coassistenten dat ze weten waarom vrouwen zich laten aborteren. Ik denk dat het belangrijk is voor een opleidingsziekenhuis want aan ogenschijnlijk kleine verzoeken zit vaak veel meer vast.'

Het woord Treub-lunch is mooi gekozen, hij was de eerste in het rijtje. Treub, Kloosterman en Treffers, drie hoogleraren in de Vrouwenkliniek die zich hebben ingespannen om abortus uit de grote stilte te halen. Treub was één van de eersten die openlijk in discussie ging met de rooms-katholieke Kerk, hij ontzegde de vertegenwoordigers van de Kerk het recht om hun onmenselijke opvattingen over abortus aan anderen op te leggen.

In *Uit het levensrecht der ongeboren vrucht,* een strijdschrift van prof. Hector Treub, dr. H. van Oppenraay S.J. en prof. dr. Th.M. Vlaming (Haarlem 1901) beschrijft Treub hoe hij in consult wordt geroepen bij een voortdurend brakende, doodzieke vrouw van ongeveer veertig jaar, die twaalf weken zwanger is. De huisarts had haar kunnen redden door middel van een abortus, maar de vrouw weigerde omdat de pastoor het had verboden. Ook nadat de huisarts de pastoor heeft uitgelegd dat de vrucht in geen geval gered zou kunnen worden, – ook niet alleen voor de doop – omdat de foetus eerder zou sterven dan de moeder, hield de pastoor vol dat 'het volstrekt niet mocht'.

Toen Treub in consult werd geroepen, was het te laat, de vrouw overleed een paar uur later. Verontwaardigd schrijft hij meteen een brief aan de bisschop van Haarlem, waarin hij de pastoor aanklaagt en hem vraagt maatregelen te nemen tegen deze 'dienaar van de Kerk'. De bisschop antwoordt dat de pastoor zich volgens de leer der katholieke Kerk heeft gedragen en dat hem niets te verwijten valt. 'Abortus is nooit geoorloofd, welk doel daarbij ook gesteld worde.' Treub polemiseert verder in het *Tijdschrift voor strafrecht* omdat hij vindt dat er een wetsartikel moet worden ingevoerd dat iemand die een ander verbiedt geneeskundige hulp in te roepen, in de gevangenis hoort. 'De vraag is of de Nederlandse wetgever zal toelaten, dat een college van priesters in Rome beschikt over leven en dood van vrouwelijke Nederlandse ingezetenen, zonder zich daartegen op enigerlei wijze te verzetten.' Treub stimuleert zijn medewerkers en assistenten onderzoek te doen naar abortus en beveelt het aan als onderwerp om op te promoveren. Een nogal revolutionaire daad want over het algemeen werd er over abortus in alle talen gezwegen.

Als Treub ging aborteren in de Vrouwenkliniek – op medische indicatie; van sociale gronden was nog geen sprake – belde hij de officier van justitie: 'Ik ga 't weer doen, u kunt uw rakkers sturen.'

Treub en dr. Catharine van Tussenbroek, de eerste vrouwelijke gynaecoloog in Nederland, publiceerden in het *Tijdschrift voor geneeskunde* nr. 15, 1908 voor het eerst cijfers over abortus en over het percentage criminele abortussen na een onderzoek in zeven klinieken.

'Abortus criminalis komt zeer veel voor en gebeurt steeds vaker. Het misdrijf is een bron van ernstig gevaar voor leven en gezondheid van vrouwen.'

Ze stelden voor bij iedere bekende aborteur de politie voor de deur te zetten om namen en adressen van bezoeksters te noteren en de clandestiene aborteurs streng te vervolgen. Waar de vrouwen dan naar toe moesten stond er niet bij. Het ging er uitsluitend om de gevaren van een criminele abortus te voorkomen.

Het onderzoek van Treub en Catharine van Tussenbroek maakt een einde aan de algemene opvatting dat abortus een 'dienstbodenprobleem' was, iets wat zich alleen voordeed in de 'lagere klassen'. En geheel onverwacht bleek – hoewel dat wat werd weggemoffeld – dat ook veel getrouwde vrouwen zich lieten aborteren en dat ook die vrouwen niet uitsluitend uit de 'volksklassen' afkomstig waren. Armoede bleek niet de enige reden te zijn voor abortus; ziekte, een slecht huwelijk en een voltooid gezin werden net zo vaak opgegeven. Verbijstering alom.

De Vrouwenkliniek was altijd de plaats waar ongetrouwde vrouwen hun kinderen kregen, vooral omdat ze er hun baby's konden afstaan – hoe is een ander verhaal.

Van Bouwdijk maakte het de vrouwen zo moeilijk mogelijk hun kind af te staan. Hij ging ervan uit dat iedere moeder in staat moest zijn voor haar kind te zorgen en verbood afstand doen bínnen de kliniek. Het gevolg was dat de vrouwen zodra ze de kliniek verlieten, haar kind afgaven.

Er circuleren gruwelijke verhalen over vrouwen die met 'lacterende' borsten op de tramhalte voor het WG haar kind afstonden. Van Bouwdijk stond erop dat iedere vrouw haar kind voedde, ook de vrouwen die hun kind wilden afstaan. Hij ging zelfs zover dat hij moeder en kind samen in een kamertje legde – getrouwde vrouwen hadden dat voorrecht niet, die lagen op de zalen – om haar van haar voornemen af te houden.

Pas onder Kloosterman veranderde dat. De stap om een vrouw het recht te gunnen haar kind af te staan, was ook hem te groot. Moeder en kind moesten, voor ze definitief uit elkaar gingen, een etmaal samen in de koninklijke stallen (een paar eenpersoonskamertjes) doorbrengen. De legendarische zuster Cock, 'zuster van het maatschappelijk werk', had haar eigen manier om Kloosterman te overtuigen van zijn ongelijk, ze legde briefjes op zijn bureau, waarin ze haar slechte ervaringen beschreef met vrouwen die gedwongen waren haar kinderen bij zich te houden.

In de tijd van Kloosterman steeg het aantal afstanden van een half procent (onder Van Bouwdijk) tot zeven procent van alle eerstgeborenen. Over abortus werd sinds Treub gezwegen. Het gebeurde, dat wist iedereen. De slachtoffers van een mislukte illegale abortus werden bij honderden de Vrouwenkliniek binnengebracht en gecuretteerd, maar de artsen vroegen niets en de vrouwen zeiden niets. Als er nog iets te redden viel, werd er gered – van het kind – welteverstaan.

Gynaecoloog Schutte (senior) zei als er op zaterdagochtend een huilende zwangere vrouw op de stoep stond die smeekte om een abortus: 'Ik mag ook niet door het rode licht rijden' en deed de deur dicht.

Frank Wibaut maakte in 1950 mee dat Van Bouwdijk een doodzieke vrouw met een bloedvergiftiging ten gevolge van een illegale abortus naar de volle collegezaal in de Vrouwenkliniek haalde om 'voor dit forum nog eens te proberen de waarheid uit haar te krijgen'. De vrouw weigerde de naam van de aborteur te noemen en is kort daarop gestorven.

Wibaut, nog beschaamd: 'Ik heb toen net zomin als enige andere student iets gezegd of gedaan.'

Pieter Treffers, omstreeks 1960 assistent-gynaecoloog in de Vrouwenkliniek, durfde het aan, gestimuleerd door Kloosterman, onderzoek te doen naar anticonceptie en abortus. Zijn proefschrift erover verscheen in 1965.

Over anticonceptie werd in die tijd niet gesproken. Treffers: 'Het was een onderwerp dat buiten de belangstelling stond – het ging er niet om of het mocht of niet, het bestond gewoon niet. Ik denk dat andere hoogleraren dan Kloosterman het onderwerp hadden verboden. Het gold bij veel collega's ook als niet netjes: ik zat in een kamertje met vrouwen over iets vies te praten.' Hij sprak met vrouwen in de kliniek, die zichzelf tien keer met een haaknaald hadden geaborteerd, en liet zich de geheimen uitleggen van de meest gebruikte methode: de zeepspuit. In zijn proefschrift kwam hij tot een geschat aantal abortussen per jaar, alleen in Amsterdam, van tweeduizend.

'Ik werd geconfronteerd met heel veel sociale ellende, maar (heel nadrukkelijk) daaruit trok ik nog niet de conclusie dat abortus moest worden gelegaliseerd, dat was te ver weg. Ik dacht alleen aan verbetering van de anticonceptie; ik was ervan overtuigd dat een betere anticonceptie zou leiden tot minder abortus. Ik was volslagen van mijn stuk toen bleek dat het precies omgekeerd was: vrouwen die aan anticonceptie deden, waren ook meer gemotiveerd voor abortus. Ik denk achteraf dat de belangstelling voor abortus is gestimuleerd door de komst van de pil. Daarmee kwam voor het eerst anticonceptie beschikbaar voor bijna iedereen. En dankzij die bereikbare anticonceptie ontstond de gedachte dat een zwangerschap gewenst moet zijn. Daarvoor was zwangerschap iets wat je overkwam. Als je je zwangerschappen kunt plannen, wordt een ongewenste zwangerschap iets onoverkomelijks.'

Maarten Schutte (zoon van de toen in Amsterdam bekende gynaecoloog Schutte, was in die tijd voor de verhuizing naar het AMC), chef de clinique verloskunde: 'Gynaecologen liepen achter de publieke opinie aan, het proefschrift van Treffers was voor het eerst een ander woord en dan van een zo te goeder naam en faam bekendstaande man van behoudende signatuur; alleen het laagste allooi hield zich met dat soort zaken bezig. Kloosterman, die het jaar daarop voorzichtig begon met abortus – op medische indicatie, maar wel openlijk – is verguisd geweest.'

In 1967 lieten Van Emde Boas, psychiater en seksuoloog in de Vrouwenkliniek, en Kloosterman 'de beer los'. In *Achter het nieuws* (een uitzending van de Vara op 9 mei 1967) verdedigde Van Emde Boas abortus provocatus en sprak Kloosterman zich uiterst genuanceerd tegen abortus uit, maar noemde artsen die niet aborteerden omdat het verboden was, laf omdat de wet abortus in bepaalde gevallen wel toestond. De volgende ochtend om acht uur zat de gang in de Vrouwenkliniek vol vrouwen die vonden dat zij in aanmerking kwamen voor abortus. De kliniek werd overstroomd.

EERSTE ABORTUSCOMMISSIE

De eerste abortuscommissie werd ingesteld in een poging om die stroom wat in te dammen. Dat was de tijd van 'nee, tenzij'. Sociale indicatie telde niet, sociale problemen moesten langs een andere weg worden opgelost. Er moesten lichamelijk-medische redenen zijn of zwaar psychologische.

Om er zelf niet aan onderdoor te gaan, besloot de commissie uitsluitend vrouwen uit Amsterdam te helpen en alleen ziekenfondsverzekerden, vrouwen met geld konden wel naar Engeland gaan.

Zuster Cock verdedigde de abortusaanvragen voor de commissie. Als ze het ongeluk had dat er toevallig veel gynaecologen zaten, werden haar aanvragen afgestemd. Er werden drie abortussen per week gedaan: 'Als de vierde kwam, moest je zeggen: het spijt me maar u bent de vierde. Als zo'n afgewezen vrouw een paar maanden later op de poli verloskunde kwam, zei iedereen dat er toch niets aan de hand was: het ging toch goed.'

Gaandeweg kwam de commissie vooral onder invloed van commissielid en psychiater J.J. van Oenen tot de conclusie dat je geen criteria kunt aanleggen, dat je geen objectief oordeel kunt vellen over de noodzaak van abortus voor een vrouw.

Treffers: 'De commissie was steeds bezig de grenzen te verschuiven. We begonnen met een grens van twaalf weken, vrouwen die langer zwanger waren, aborteerden we niet. Maar wat doe je dan met een schrijnend geval van dertien weken? Weigeren? Dat kan niet. Langzaamaan verschoof die grens, we zitten nu op twintig weken, maar dat is definitief. Als we nog verdergaan, wordt het vierentwintig weken en dan kom je bij de couveusekindjes: het is in potentie mogelijk een kind na vijfentwintig weken zwangerschap buiten de baarmoeder in leven te houden.'

Begin jaren tachtig was er in de Vrouwenkliniek een lichte stijging van het aantal abortusaanvragen, aanvankelijk veroorzaakt door Surinaamse en later ook door Turkse en Marokkaanse vrouwen. Het beeld van de vrouw die zich laat aborteren, was veranderd. Vroeger kwamen er veel prostituees naar de Vrouwenkliniek voor een abortus, daarna kwamen de hippies en begin jaren tachtig waren het vooral Surinaamse vrouwen. De treurige ongetrouwde moeder, in de steek gelaten door de verwekker van haar kind, bestond haast niet meer.

Marion Kreijenbroek, toen en nu nog maatschappelijk werkster in de Vrouwenkliniek, wist dat een abortus nog altijd 'geritsel en geregel' kostte. 'Er zijn hier toch nog bedenkingen tegen abortus, het mag één keer, de tweede keer staan ze al moeilijk te kijken en voor de derde keer wordt het heel moeilijk, maar het gebeurt wel. Recidive komt vooral voor bij Surinaamse en buitenlandse vrouwen, die gebruiken abortus als anticonceptie – vanuit hun geschiedenis of uit onwetendheid.'

In *Voortgang en visie,* een bundel opstellen over vijfentwintig jaar verloskunde en gynaecologie, aangeboden aan Kloosterman bij zijn afscheid in 1983, maakt de socioloog Evert Ketting de balans op van een kwarteeuw geboorteregeling. Hij schrijft dat Nederland er als geen ander land in is geslaagd de geboorteregeling te integreren in de nieuwe sociaal-culturele werkelijkheid. 'Wij zijn (...) niet geconfronteerd met een gigantisch probleem van tienerzwangerschappen zoals in de USA waar de frequentie daarvan nu tienmaal zo hoog ligt als bij ons. Wij hebben ook niet, zoals velen vreesden, te maken gekregen met een steeds maar in omvang toenemende abortusproblematiek. Nederland heeft nog altijd verreweg de laagste abortusfrequentie in de westerse wereld.'

Hij besluit zijn bijdrage met de waarschuwing dat effectieve geboorteregeling niet iets is wat in de toekomst vanzelf, zonder blijvende betrokkenheid in stand kan worden gehouden. Het is niet een problematiek die op een bepaald moment definitief kan worden opgelost. 'In het proces van afkalving van de verzorgingsstaat, waarin wij ons nu bevinden, mag zeker de geboortenregeling niet worden meegesleurd. Daarvoor is het een te belangrijke, zelfs onmisbare verworvenheid van de moderne samenleving.'

KINDJE NEMEN

Maarten Schutte, gynaecoloog, omschreef in 1983 de veranderingen in zijn vak in één zin: 'Vroeger kreeg je een kind en nu nééám je er een.

En dat betekent dat dat ene kind, hooguit het tweede, goed móét zijn – alles wat de ouders zich ervan voorstellen. Als vroeger het vijfde of zesde kind niet helemaal in orde was, was dat wel vervelend, maar het was geen ramp, het werd wel opgenomen in het grote gezin. Nu is een afwijkend kind een ramp: de hele medische wetenschap, en dat is wat, moet eraan te pas komen en als het niet die wolk is waarop was gerekend, ligt de postnatale depressie op de loer. Het gevoel dat de baby goed móét zijn, wordt versterkt door de technische vooruitgang in de verloskunde. Als er iets misgaat met de vrucht, tonen echoscopie en vruchtwaterpunctie dat al vroeg in de zwangerschap aan. De kans dat de geboorte van een ongelukkig kind je onverwacht treft als een natuurramp, wordt steeds kleiner: je kunt de zwangerschap afbreken in een vroeg stadium. Een akelig dilemma, maar het kan.'

De gang bij de ultrasonorkamer zit en staat vol met wiebelende en onrustig heen en weer lopende vrouwen: besteld met een volle blaas, dat vergemakkelijkt het onderzoek.

In de kleine bijna donkere kamer staan twee bedden en twee echoapparaten, waarvan er een wordt weggehaald omdat het nodig is voor een vruchtwaterpunctie een verdieping hoger.

Een zwangere vrouw ligt op de bank, haar man staat ernaast, bij haar hoofd een monitor. De vroedvrouw gaat met de sonorkop van de echo over haar buik. Op de monitor verschijnt het beeld van haar baby, zwemmend door de baarmoeder. De foetus voelt zich kennelijk behaaglijk, hij rekt zich eens uit en draait zich tevreden om. Af en toe strekt hij een armpje of een been. We zien het voor het eerst en zijn ontroerd: zo'n mooi gezicht is het en zo'n wonder dat je een kind al in de buik kunt zien.

De ouders kijken gefascineerd naar het beeld, de vroedvrouw wijst armen en benen aan, het kloppende hartje en de volle maag van de foetus. Als je geluk hebt, zie je de baby plassen in de baarmoeder. Ze meet het hoofdje: drieënhalve centimeter, alles is in orde: geen afwijkingen aan organen of botten, het groeit goed.

De echo werkt door middel van geluidsgolven (ultrasonor) die op verschillende manieren worden teruggekaatst: weefsel kaatst de golven op een bepaalde manier terug, water laat alle golven door en botten geven heel harde echo's.

In net zo'n klein kamertje een verdieping hoger doet gynaecoloog Schutte een vruchtwaterpunctie – het is er warm en benauwd. De zwangere vrouw ligt op een bank, haar buik wordt ontsmet met jodium. Ze heeft om een punctie gevraagd omdat een broer van haar man is geboren met een open rug en ze in verband met haar leeftijd – 38 jaar – toch al bang is voor een baby met afwijkingen. (In 1983 waren chromosoomafwijkingen, het syndroom van Down bijvoorbeeld, niet te zien. Van een nekplooi-onderzoek was toen nog geen sprake.)

Schutte gaat met de steriel verpakte sonorkop over haar buik en de foetus verschijnt op de monitor. Met een lange naald prikt hij in de buik. We zien op de monitor de naald in de baarmoeder verschijnen. Voorzichtig manoeuvrerend zoekt hij een plekje waar hij zonder gevaar wat vruchtwater kan opslurpen – voor het onderzoek is 20cc vruchtwater nodig, op 200cc kan dat gemakkelijk gemist worden.

De ingreep is niet geheel zonder risico: er kan een infectie worden ingebracht en de gynaecoloog kan met de naald het kind of een belangrijk bloedvat in de placenta raken. Drie tot vijf op de duizend zwangerschappen zijn – onbedoeld – drie weken na de punctie niet meer intact.

Bij de volgende vrouw – ze heeft eerder een kind met een chromosoomafwijking gehad en ze wil nu weten waar ze aan toe is – gaat het moeilijker. De vrucht beweegt onophoudelijk, Schutte kan geen plekje vinden, waar hij veilig durft door te prikken. Hij trekt de naald terug en prikt opnieuw, nu lukt het. Man en vrouw vertrekken met het potje vruchtwater naar het laboratorium, ze hebben besloten niet te vragen naar het geslacht van het kind – het moet een verrassing blijven.

Het vruchtwateronderzoek in het laboratorium voor erfelijkheidsonderzoek duurt een paar weken, met het oog daarop wordt de punctie gedaan bij een zwangerschapsduur van ongeveer zestien weken zodat er, als er sprake is van ernstige afwijkingen, nog tijd genoeg is voor een eventuele abortus.

ANDERE CULTUREN, ANDERE PROBLEMEN

Voor de poli's verloskunde kon de verhuizing naar het

AMC niet snel genoeg komen: de oude kamers in de Vrouwenkliniek waren schoon en licht, maar daar is dan ook alles mee gezegd.

Het wemelde er van de mensen die in- en uitlopen: verloskundigen, assistent-gynaecologen, verpleegsters, coassistenten, soms een tolk en wie er even moet zijn om iets te brengen of op te halen of zomaar een praatje te maken. Intussen is het 'binnen zonder kloppen' en komen er doorlopend patiënten binnen, al of niet vergezeld van man en kinderen om vervolgens met zijn allen binnen te wachten in dezelfde ruimte waar een ander net aan de beurt is om – voor iedereen hoorbaar – haar klachten, zorgen en verlangens op tafel te leggen.

Het onderzoek gebeurde op banken die op geen meter afstand van elkaar stonden, gescheiden door flinterdunne gordijntjes. Af en toe steeg er achter zo'n gordijn een gorgelend geluid op als van een leeglopend bad: een coassistent die met de dopp-tone – een apparaat dat de harttonen van het kind in de baarmoeder versterkt laat horen – het hartje niet meteen kon vinden en voortdurend op de bloedvaten van de moeder stiet.

Op de poli's is duidelijk te zien hoe sterk de bevolking van de Vrouwenkliniek is veranderd. Zeker de helft van de vrouwen is buitenlands en hun problemen zijn anders en over het algemeen ingewikkelder dan de klachten van de Nederlandse vrouwen. Die zijn weer weg na een kort verslag van hun toestand, een onderzoek, een uitstrijkje van het baarmoederhalsslijm – een tijdrovende bezigheid, maar zolang er geen bevolkingsonderzoek is op baarmoederhalskanker de enige manier om tenminste een deel van de vrouwen te controleren – en de gebruikelijke vraag naar de anticonceptie. (Beroemd is het verhaal van de assistent, die het met een kraamvrouw nog even wilde hebben over de anticonceptie en toen te horen kreeg: 'God schat, zeg het maar. Wat wil je weten?')

Een zuster doet aan de overkant van het bureau het

voorwerk met behulp van een Marokkaanse tolk, die er helaas maar één ochtend in de week is, bij gebrek aan geld. Een jong meisje, dat steeds weer het wantrouwen van de buitenlandse vrouwen moet overwinnen, want 'je praat toch niet over zulke zaken met iemand die niet getrouwd is'. Ze doet het perfect. Ze probeert een zwangere Marokkaanse vrouw met suikerziekte duidelijk te maken dat haar man beslist iedere dag naar de kliniek moet bellen (de vrouw zelf spreekt geen Nederlands) om te horen hoeveel insuline ze moet prikken. Hij ziet de noodzaak daar niet van in en haar toestand verslechtert nog meer doordat ze overdag tijdens de Ramadan niet mag eten. De verpleegster biedt ten einde raad aan dat zij wel zal bellen maar dat de vrouw dan moet proberen de informatie in het Nederlands te geven. Assistent-gynaecoloog Wouter van der Velde vraagt haar, als het kan, regelmatig te eten, maar hij heeft er niet veel fiducie in: 'Als ze ons zouden zeggen voor ons zielenheil geen varkensvlees te eten, zouden we ook zeggen: bekijk het maar.'

Er schuift een Chinees echtpaar met twee kinderen aan het bureau om de sterilisatie van de vrouw te bespreken. Geen geval voor lokale verdoving, niemand is in staat haar in het Chinees uit te leggen waarop ze zich moet voorbereiden.

Een zwangere Nederlandse vrouw maakt zich zorgen omdat een magnetiseur heeft gezegd dat haar kind een afwijkend voetje zal hebben. Er is een uitgebreid drie kwartier durend echo-onderzoek gedaan en alles is in orde. Iedereen stelt haar gerust, maar ze vertrekt maar half tevreden. De assistenten vervloeken de magnetiseur als ze weg is: 'Wat zoiets kost aan tijd en geld.'

De tolk geeft een tijdschrift met foto's van een foetus in de baarmoeder aan een Marokkaanse vrouw die even moet wachten voor ze naar de echo kan. De vrouw is verbijsterd over wat ze ziet en vraagt tekst en uitleg.

Een moeizaam gesprek over anticonceptie aan de overkant van het bureau is zo vergevorderd dat de Turkse man opstaat en op uitdrukkelijk verzoek gaat overleggen met zijn vrouw die op de bank is blijven zitten. Dat gebeurt niet altijd, vaak beslissen de mannen alleen. De Turkse familie komt nu aan het bureau van de assistent-gynaecoloog zitten, hij legt uit dat drie keizersneden vlak achter elkaar te veel zijn voor de vrouw. De vrouw verstaat geen woord en zit erbij met grote ogen, waaruit niets is op te maken. De man wil zo snel mogelijk weer een kind, maar de assistent vindt dat ze in ieder geval een paar maanden moeten wachten. Op zijn vraag of ze ooit de pil hebben gebruikt, reageert de man verontwaardigd: 'Gebruikt? Nee nooit, mijn vrouw gebruikt niet,' alsof het om heroïne gaat. Man en vrouw vertrekken met de verpleegster naar de tolkentelefoon om te horen hoe de vrouw de pil moet slikken. (Met voorlichtingsochtenden voor buitenlandse vrouwen – mannen worden geweerd – probeert men sinds kort meer informatie te geven over zwangerschap, bevalling en anticonceptie. De tolkentelefoon alleen is geen ideaal middel, het komt voor dat de mannelijke tolk aan de andere kant van de lijn informeert of de vrouw wel weet dat de koran abortus verbiedt.)

Een middag *poli* met chefs de clinique Bleker en Schutte trekt een heel ander publiek: mondige voornamelijk Nederlandse vrouwen van zo rond de dertig. Geen co's, minder in- en uitlopende bezoekers, wel gordijntjes en banken dicht op elkaar, maar met een uitwijkmogelijkheid naar een zijkamertje met een schuifdeur. Als er echt wat te bespreken is, gebeurt het daar.

De sfeer is losjes en een tikkeltje showy, een beetje luidruchtig. Er worden veel grappen gemaakt, ook door de patiënten. Maar ook hier de onvermijdelijke foto's van moederdier met jong en idyllische afbeeldingen van in kant gehulde, breiende zwangere vrouwen.

Er hangt een collectie geboortekaartjes op het prikbord

– van suikerzoet drukwerk tot zelfgemaakte stripverhalen, alternatieve aankondigingen met een foto van de echo of een duplicaat van het geboortebewijs en de klassieke aankondigingen met een roze of blauw strikje; veel huisvlijt: *M'n vader zingt graag liedjes, / m'n moeder is graag creatief / en ik, ondanks mijn hongerverdrietjes / ben nu al heel erg lief.'*

De spanning en het dramatische van de andere poli's is hier ver te zoeken, de vrouwen weten precies wat ze willen en krijgen dat ook. De meest opzienbarende gebeurtenis is het inbrengen van een spiraaltje met de mededeling dat het er niet meer na drie jaar uithoeft en kan blijven zitten tot er klachten komen. Dat is nieuw en brengt grote opluchting, vooral bij vrouwen van tegen de veertig, die opzien tegen sterilisatie.

HORROR

Een van de meest onaangetaste plekken in huis was een stoffig kamertje dat zelden ontsloten werd: het museum, beheerd door meneer Dassen, de amanuensis van de Vrouwenkliniek. Een horrorcollectie in oude vitrines van vloer tot plafond.

In de stopflessen, weckpotten en aquaria met 'sterk water' zwemmen monsters met waterhoofden, Siamese tweelingen op verschillende manieren met elkaar vergroeid, een collectie babyhoofdjes als sponzige grijze tennisballen met aderen eroverheen, veel, heel veel vleesbomen in alle mogelijke maten en kleuren, een eenoog en kinderen zonder grote hersenen bij wie het hoofd ophoudt boven de ogen: de klokkenluider van Notre Dame is er een aantrekkelijke verschijning bij. Er is heel wat misgegaan in de loop van de tijd.

Vroeger werd dit alles bij het onderwijs gebruikt, tegenwoordig wordt alles wat maar enigszins afwijkt, gefotografeerd. In sommige potten is de vloeistof door de jaren heen verdroogd; alles zit onder een dikke laag stof, het verhoogt de overeenkomst met het kabinet van dokter Caligari.

WITTE VLOED

Door de ouderwets ruime, lichte ziekenzalen golfde één keer per week de 'witte vloed': schamel in vergelijking met vroeger, maar toch nog altijd een optocht van zo'n vijftien mensen in witte jassen. Voorop Schutte, dan de zaalarts, een oudste assistent, de hoofdzuster en een horde coassistenten erachteraan.

De vrouwen die hier liggen, zijn opgenomen omdat er iets mis dreigt te gaan met de zwangerschap. Elke patiënt heeft een eigen 'co' die, terwijl iedereen om het bed staat, de ziektegeschiedenis voordraagt en daarover door Schutte wordt ondervraagd. Er wordt over de hoofden van de patiënten heen gepraat en gedoceerd: 'Ze heeft dit, ze klaagt over dat.' Wel vraagt Schutte altijd of hij de buik even mag zien en of er nog vragen zijn. Daarna trekt hij bij iedere patiënt de dekens weer omhoog alsof hij de vrouwen toedekt.

Er komt nauwelijks antwoord op zijn laatste vraag, de meeste vrouwen liggen er gelaten bij, soms krijgen er een paar de slappe lach. Een vrouw geeft weerwerk, ze lijdt aan epilepsie en ze is bang dat bij een eventuele aanval de placenta zal loslaten en haar kind dood zal gaan. Om dat te voorkomen wil ze per se zo snel mogelijk een keizersnede. Schutte is er niet voor: 'Als we dat willen voorkomen, moeten we 't over vijf minuten doen.' Ze houdt vol en hij zegt haar toe het te bespreken op de papieren visite, de wekelijkse bespreking, waarop hoogleraar, staf, assistenten en coassistenten de moeilijke gevallen bespreken.

Nog niet zo lang geleden was er om de dag witte vloed – in een gewijde stilte: als professor op zaal was, hield iedereen zijn mond. In de tijd van zuster Lenz, een Oostenrijkse met een zwaar accent, hoefde geen patiënt het in haar hoofd te halen een eigen nachtpon aan te trekken. Iedereen droeg een uniform wit hes van het ziekenhuis en als de dokter langskwam of het bezoek in aantocht was, ging er een speciaal jak overheen.

Oudere verpleegsters horen het haar nog zeggen: 'Damen, die Jacke an.' En dan zat iedereen keurig rechtop in bed.

Daar was in 1983 niets van over: naast een bonte verzameling doorzichtige babydolls zit een Hindoestaanse vrouw als een oosterse prinses uit een sprookje in een wit geborduurd hemd in bed met een lange witzijden sjaal heel elegant om haar hoofd en zilveren armbanden die rinkelen bij iedere beweging. Een Turkse ligt onder de dekens in een gebloemde pofbroek met daaroverheen een lange nachtpon, een pauwblauwe ochtendjas en een rood vest, de haren en de helft van haar gezicht zorgvuldig weggestopt onder een hoofddoek.

Het kost Schutte moeite de buik te vinden in die lagen stof. Ze spreekt geen woord Nederlands, dokter Sieval, een Turkssprekende gynaecologe, – mooi meegenomen in de Vrouwenkliniek – wordt erbij gehaald. De Turkse vrouw blijft zachtjes huilend achter als de vloed verder trekt.

Honderden gynaecologen hebben in de Vrouwenkliniek de geheimen van de bevalling geleerd op het 'fantoom': een met zeemleer bekleed en van een ritssluiting voorzien vrouwenbekken. Als we een fantoomcollege van Schutte bijwonen, is het fantoom in de revisie: de ritssluiting ontbreekt, maar wel ligt er decent een laken overheen.

Schutte legt de coassistenten het verschil uit tussen een volkomen en een half onvolkomen stuit met behulp van een zeemleren baby die eruitziet alsof deze sinds 1898 is gebruikt. Hij staat met de pop voor zijn borst geklemd naast het fantoom en praat over *primi's, multi's* en *grande mults.* Onderwijl duwt hij de pop in stuitligging in het bekken, pakt de voetjes in de houdgreep en gaat met de duim van zijn andere hand langs de ruggengraat van de pop omhoog in de vagina. Op zijn vraag waarom hij met de duim langs de ruggengraat glijdt, weet niemand het juiste antwoord. Het is simpel: 'Omdat je dan zeker weet dat je met de goede hand in gaat.'

Schutte: 'Als het armpje er niet uitkomt, toucheer je met de halve hand, je zegt: pardon mevrouw, je gaat in en je haalt het armpje eruit, dan spalk je het langs het lichaam en je draait de romp om. Zo gemakkelijk is het. Het enige griezelige is dat het zo glibberig is.'

De helft van de studenten die aan de Universiteit van Amsterdam medicijnen studeren, doet na het doctoraalexamen het coschap gynaecologie en verloskunde in de Vrouwenkliniek. In die tijd maken de studenten kennis met alle afdelingen van de Vrouwenkliniek. Een minderheid kiest voor een keuzestage bij vroedvrouwen die in de stad thuisbevallingen doen. Naast coassistenten zijn er assistent-gynaecologen: artsen die zich als gynaecoloog specialiseren, toen een specialisatie van vijf jaar, nu duurt het zes jaar. Elke assistent-gynaecoloog loopt drie maanden stage bij de afdeling neonatologie, de polikliniek voor vruchtbaarheids- en hormoonstoornissen en bij de afdeling seksuologie. Een assistent-gynaecoloog heet jongste assistent als hij/zij bezig is met de eerste twee jaar van de opleiding en oudste assistent als hij/zij aan de laatste jaren bezig is.

Nog steeds maken assistent-gynaecologen lange dagen met regelmatig een nachtdienst daaraan vastgeknoopt. Vergeleken met de jaren tachtig verdienen arts-assistenten beter en zijn hun werktijden dankzij de arbeidstijdenwet beter geregeld, ze mogen niet meer dan zesenveertig uur per week werken. Toch heeft iedereen het onverminderd druk, niet in de laatste plaats doordat de assistenten in opleiding tegenwoordig ook een privéleven hebben: vrijwel iedereen heeft een partner met een eigen carrière en kinderen.

Voor de patiënt betekent een verblijf in een opleidingsziekenhuis dat er voortdurend andere mensen rond bed, onderzoek- of operatietafel staan. Veel vrouwen die regelmatig op een polikliniek komen, klagen dat er steeds een andere dokter zit: 'Net heb je je emotioneel binnenstebuiten gekeerd voor de ene dokter en dan kom je de volgende keer en dan kan je opnieuw beginnen.'

Het is een hardnekkige klacht ondanks het jarenlange streven naar een 'eigen dokter' voor elke patiënt.

KEIZERSNEE

Marja van der Meij-Boonstra, 26 jaar, krijgt een keizersnede. Nog altijd een gebeurtenis – sinds we hier rondlopen, wordt ons zeker één keer per dag gevraagd of we al een *sectio* hebben gezien. Ze ligt al zeven weken in de Vrouwenkliniek met een zwangerschapsvergiftiging. Het kind is nu bijna vijfendertig weken, echoscopie en ctg (cardiotocogram) hebben uitgewezen dat het niet meer groeit.

Het is haar eerste kind en het gaat allemaal zo heel anders dan ze zich had voorgesteld. 'Ik wou alles heel gewoon: thuis met een vroedvrouw.' Na zes maanden zwangerschap constateerde de vroedvrouw te hoge bloeddruk en eiwit in de urine: zwangerschapsvergiftiging – onderzoek in het WG en opname. Op aanraden van de vroedvrouw koos ze het WG: 'Daar stoppen ze je niet vol medicijnen, daar doen ze het de *natural way*.'

Ze kreeg meteen te horen dat ze tot de bevalling moest blijven, dat was toen nog dertien weken. Bij het eerste onderzoek in de Vrouwenkliniek bleek ook dat het kind met de voetjes naar voren lag – een stuitligging, zodat ze wel begreep dat ze niet hoefde te rekenen op een echte gemakkelijke bevalling. Dat werd haar trouwens ook direct gezegd.

'In het begin vond ik het verschrikkelijk – al die verhalen hier over afschuwelijke dingen: hoe is 't met die? O, weet je dat niet, die heeft een doodgeboren kindje. Ik ergerde me meer aan de lopende patiënten dan aan het personeel. Zes weken op een zaal met zes vrouwen: het is net op vakantie gaan in een tent met vijf mensen die je niet kent.'

Twee keer in de week komt er zo'n meute langs om aan je buik te voelen, de vroedvrouw had me erop voorbereid, het is een academisch ziekenhuis en als je het niet wilt kan je het zeggen. Die mensen moeten het toch ook leren. Alleen schatten die doktoren en assistenten allemaal een ander gewicht van de baby, ik hield er zelfs een lijstje van bij: die zo veel gram, die zo veel gram en dat liep nogal uiteen. Daar werd ik echt zenuwachtig van.'

De laatste dagen ligt ze in een kamertje alleen omdat ze absolute rust moet hebben – het is hetzelfde kamertje waarin zij en haar man zich eerder een avond mochten terugtrekken – het voorrecht van vrouwen, die hier wekenlang liggen, wachtend op de – meestal moeilijke – bevalling.

Er is niets waaraan ze zich echt ergert, er valt haar wel van alles op. Het gedoe en gepraat en de zaklantaarns van de verpleging als er 's nachts nieuwe patiënten worden binnengebracht. Die ongelukkige etenstijden, halfvijf 's middags, zodat je de hele avond ligt te tandakken. Het wisselen van de ploegen: net heb je een band met iemand en dan is ze weer weg. En iets waaraan ze nooit heeft kunnen wennen: bij een broeder op de po gaan.

Bij de eerste echografie was ze erg gespannen: 'Ik moest aldoor denken: o god, heeft het wel beentjes?' Iedere week werd er een echografie gedaan om te kijken of het kind nog groeide en om de dag een ctg. 'Ik was er zo aan gewend, ik zei gewoon dat ze die knop anders moesten zetten als een nieuwe co stond te stoethaspelen. Ik zag op het laatst zelf ook wel dat het slechter werd, dat het niet meer groeide.' Het woord keizersnede viel steeds vaker. Inmiddels weten zij en haar man er alles van: gelezen en gevraagd. Ze hebben al rondgekeken in de couveuseafdeling, toch is Marja bang voor de aanblik van zo'n klein, te vroeg geboren kindje.

Marja van der Meij is een struise Amsterdamse, geestig, blond, leuk om te zien en met een uitstekende opmerkingsgave. Zij, noch haar man Ron maken de indruk dat ze zich door 'het verblijf in een tent met vijf onbekende mensen' van de wijs hebben laten brengen.

Op hun verzoek gebeurt de keizersnede onder plaatselijke verdoving. Marja wil het zoveel mogelijk meemaken en niet bijkomen met een groot zwart gat in haar geheugen. Ron gaat morgen mee naar de operatiekamer, dat kan nog niet zo lang, maar de vraag van vrouwen om mannen bij de keizersnede toe te laten, won het van de angst voor infectie.

Ze zijn allebei opgewonden en gespannen voor morgen, ze hebben de bekende zorgen: zal het kind helemaal in orde zijn? Marja is vooral nieuwsgierig hoe het zal gaan.

Om de beurt komen ze allemaal binnen om sterkte te wensen: de verpleegsters, de coassistenten, de assistent-gynaecoloog Bernadette Dingen, die morgen opereert, en gynaecoloog Peter Wassenberg, die de supervisie heeft. De anesthesist is al lang geweest om uit te leggen hoe de verdoving werkt.

VROUWEN IN DE GENEESKUNDE

Bij de dertien assistent-gynaecologen in de Vrouwenkliniek waren in 1983 vier vrouwen; dat was al beter dan het landelijk gemiddelde: op iedere tien gynaecologen één vrouw.

Over het algemeen liep het aantal vrouwelijke huisartsen en specialisten terug. (Toch was er toen in het Academisch Medisch Centrum geen crèche voor kinderen van het personeel en was er in Amsterdam geen parttime opleiding voor huisartsen.)

Bij een onderzoek onder medische studenten gaf bijna

zestig procent van de vrouwen op graag huisarts te willen worden, uiteindelijk kwam iets meer dan vijf procent in dat beroep terecht. Een zelfde aantal mannelijke studenten had voorkeur voor een huisartsenpraktijk, van hen kwam dertig procent er in terecht.

De volgende ochtend om halfacht is Marja's kamertje al leeg, Ron zit met de verpleegsters en artsen koffie te drinken tegenover de operatiekamer.

We hebben ons in een kleedkamertje uitgekleed en van de stapel medium een groene broek en een groen jack aangetrokken. Haren onder een groen papieren bivakmuts, een groen papieren 'smoeltje' voor mond en neus en witte klompen aan.

De twee operateurs, kinderarts Leendert Krol en de verpleegkundige die de instrumenten aangeeft, staan geduldig op aanwijzing van een zandloper hun handen en onderarmen te wassen – een kwartier lang met wegwerpborsteltjes en ontsmettende zeep.

In de operatiekamer staat een verpleegster klaar met steriele jassen en handschoenen.

Marja heeft van de anesthesist in een apart kamertje een kalmerend middel gekregen en een prik onder in haar rug die haar onderlijf gevoelloos maakt, maar haar verder niet uitschakelt. Vijf verpleegsters nemen haar in de operatiekamer over, laten haar plassen en ontsmetten haar buik met jodium. Ze is wat suf en herkent Ron en ons nauwelijks. Met gevouwen steriele handen, alsof ze bidden, staat het rijtje artsen klaar om te beginnen. De anesthesisten en de coassistent staan al om de operatietafel.

Voor Marja's hoofd wordt een schermpje gezet zodat ze niet alles kan zien wat er gebeurt. Ze wordt bedekt met steriele groen papieren lakens, ter hoogte van haar buik wordt een opening gemaakt. Voor dokter Dingen en de zuster is er een voetenbankje zodat ze er beter bij kunnen, voor de coassistenten een trapje voor een beter overzicht.

Een zuster rijdt de tafels met instrumenten naar de operatietafel. Het gebeurt allemaal razendsnel en zonder praten. Iedereen weet precies wat er moet gebeuren en wat zijn/haar taak is. Dingen maakt de incisie – laagje voor laagje gaat de buik open, razendsnel, om de baby zo kort mogelijk onder invloed van de verdoving te houden. Snel en zeker maakt ze de blaas los van de baarmoeder. Krol, de kinderarts, staat klaar om het kind zo snel mogelijk over te nemen. Wassenberg praat af en toe met Marja en legt uit wat er gebeurt.

Er zijn zestien mensen in de operatiekamer. Lang niet iedereen is bij de operatie betrokken, maar een keizersnee is voor vaklieden nog altijd heel aantrekkelijk om te zien.

De baarmoeder ligt nu bloot. Soms zitten Wassenberg en Dingen met vier handen in Marja's buik. Dingen maakt voorzichtig een incisie in de baarmoeder en trekt hem verder – om beschadiging te voorkomen – met haar vingers open.

Het vruchtwater spuit er als een fontein uit. Even is er een moment van paniek, de zuster roept om de tang, ze kunnen de glibberige baby niet meteen te pakken krijgen. Razendsnel trekt Wassenberg het kind eruit. Het is een meisje. De zuster pakt het aan en de kinderarts, die klaar staat met een plastic slang in zijn mond, zuigt meteen het slijm uit het mondje en neemt het mee naar de babykamer naast de OK.

Het is een ontroerend moment: dat kindje dat helemaal intact uit de buik van de moeder komt. De anesthesisten kijken nieuwsgierig met Ron over het schermpje. Marja is de enige die niets kan zien.

In de babykamer weegt Krol de baby – 1460 gram –, hij klemt de navelstreng af, pakt het kindje in speciaal aluminiumfolie om het warm te houden en legt het in een verwarmd plastic kistje. Het kistje gaat in de lift naar de couveuseafdeling.

Intussen heeft niemand nog aan Marja en Ron verteld

of alles in orde is. Ron kijkt ons vragend aan als we de OK weer inkomen.

Er wordt op de OK nog steeds hard doorgewerkt, maar de spanning die er voor de geboorte heerste is verdwenen met de toeschouwers. Dit is de fase van het veel geduld en ervaring vergende handwerk. Zelden hebben we een team mensen met zo veel zekerheid en zo ingespannen zo snel zien werken. Laagje voor laagje wordt de buik weer dichtgemaakt, de coassistent heeft de plaats van de kinderarts aan de operatietafel ingenomen en zuigt het bloed dat vrijkomt af. Ron staat bij Marja's hoofd en spreekt haar bemoedigend toe.

Marja moet overgeven, ze wil weten waarom ze zo misselijk is. Wassenberg stelt haar gerust: het komt door al het gerommel in haar buik. Ze wachten even tot de aanval zakt en ze weer stil ligt.

Ron gaat naar de couveuseafdeling om het kind te zien. Marja heeft het erg moeilijk, ze is doodsbleek en ligt met haar ogen dicht. De anesthesist heeft Rons plaats ingenomen en probeert haar te helpen door natte gaasjes op haar voorhoofd te leggen. Zo aardig als een minnaar kan zijn legt hij zijn arm om Marja's hoofd en fluistert haar sussend toe. Af en toe geeft hij haar een kapje met lachgas om haar rustig te houden.

Laagje voor laagje wordt de buik gesloten. Zo snel als er voor de geboorte gewerkt werd, zo langzaam en voorzichtig gaat het nu. Wassenberg kijkt steeds of er geen lekkende vaatjes zijn. De aanvallen van misselijkheid komen steeds sneller terug, Wassenberg en Dingen moeten wachten voor ze verder kunnen gaan met hechten. Een kapje lachgas helpt.

Na de laatste hechting trekken de artsen zich meteen terug en wordt de OK weer het terrein van de verpleging. Verpleegsters tillen Marja van de operatietafel over op een bed en rijden haar naar de *verkoeverkamer,* waar ze bij kan komen.

Diezelfde avond gaan we op zoek naar Marja en vinden haar in de verkoeverkamer van een ander paviljoen, een machinekamer, zo veel apparatuur staat er om de acht bedden. Ze is erheen gebracht omdat ze te veel kalium in haar bloed heeft en geobserveerd moet worden. Geen knip voor de neus waard ligt ze aan een infuus.

De volgende dag ligt ze in een van de tweepersoonskamers van de kraamafdeling. Ze klaagt over de verkoeverkamer: het was er gemengd en ze werd met open gordijnen verschoond. Ze is ervan overtuigd dat een verkeerde pil op de avond voor de operatie de oorzaak is van het teveel aan kalium in haar bloed.

Acht dagen na Laura's geboorte gaat het veel beter, Marja ziet er heel anders uit: veel minder opgezwollen dan voor de geboorte. Ze heeft voor het eerst gelopen: 'Net een vogeltje met kromme beentjes. Die eerste dagen vielen niet mee.'

Een dag na de geboorte heeft ze Laura voor het eerst gezien, met bed en al op de couveusezaal – en aangeraakt door de openingen in de couveuse. Verwonderd: 'Ze is lang niet zo lelijk als op de foto.' (Van ieder kind dat naar de afdeling neonatologie gaat, wordt meteen een foto gemaakt voor de moeder op de kraamafdeling.) Sindsdien heeft ze haar elke dag in de couveuseafdeling opgezocht – eerst in bed en later in een rolstoel.

Ze is teleurgesteld – vandaag mocht ze Laura voor het eerst wassen maar omdat ze wakker werd met koorts en er wat vocht uit de wond in haar buik kwam, ging dat niet door. Ze moet in de sluis blijven en mag alleen maar kijken. Marja: 'Ik ben niet zo'n kijkerd, ik vind het vervelend om in die andere bakkies te kijken, vanochtend was er één leeg.' Laura moet voorlopig nog op de couveuseafdeling blijven, Marja hoopt dat ze voor het weekeinde naar huis mag: 'Maar ik woon driehoog, niets zeggen hoor.'

In de tijd van de ouderwetse couveusekamer (omstreeks 1960) stierf zeventig procent van de vroeggeboren kinderen in de Vrouwenkliniek.

Ruim twintig jaar later, in de tijd van de neonatologie, van modernere apparatuur in de couveuseafdeling, van het gebruik van de echo en van de vruchtwaterpunctie in de verloskunde, sterft minder dan de helft (vijfenveertig procent) van de vroeggeborenen.

Ook de morbiditeit onder vroeggeborenen is in de Vrouwenkliniek onderzocht. Van de kinderen die in de beginjaren in de couveusekamer bleven leven, was bijna dertig procent gehandicapt. In de tijd van de neonatologie (vanaf 1975) is vijf procent van de baby's die in leven blijven gehandicapt.

De sterftecijfers van baby's waren in de jaren tachtig laag in Nederland, alleen in de Scandinavische landen waren ze nog lager: tussen de achtentwintigste week van de zwangerschap en de eerste week na de geboorte sterven tien van de duizend kinderen. In het eerste levensjaar gingen acht op de duizend kinderen dood, waarvan de helft in de eerste week.

Neonatologie is fysiologie en pathologie van pasgeborenen, in gewone mensentaal: een wetenschap die zich bezighoudt met gezonde en zieke pasgeboren kinderen. De Vrouwenkliniek was het eerste ziekenhuis met een afdeling neonatologie, nu heeft elk academisch ziekenhuis in Nederland zo'n afdeling.

Neonatologen – gespecialiseerde kinderartsen – worden in de Vrouwenkliniek ingeschakeld bij alle baringen waarbij moeilijkheden verwacht worden. De neonatoloog is van het begin af aan bij de bedreigde geboorte, zodra het kind geboren is, valt het onder zijn of haar verantwoordelijkheid en gaat zij of hij als dat nodig is mee naar de couveuseafdeling.

Er waren twee grote zalen in die tijd: intensive care 1 – ook wel de *muizenklas* genoemd – die letterlijk vol apparatuur staat met daartussen de aquariums met baby's, en intensive care 2, waar de *reuzen* van de afdeling liggen.

Regelmatig gaat het alarm, dan licht boven het bureau van de verpleging een nummer op dat correspondeert met het nummer van de couveuse waar iets niet goed gaat.

Petersen: 'Een apneu: een stilstand.'

Even zijn we beduusd door de aanblik van de kinderen in de couveuses, die zo klein zijn en zo afhankelijk van slangen en apparaten. Duizend gram, twaalfhonderd gram, achthonderd gram – anderhalf pond suiker – we moeten er steeds aan denken. De hartjes kloppen fel onder de roze huid. Bij sommige kinderen zijn de beentjes en armpjes niet dikker dan een flinke vinger. Sommigen kunnen hun oogjes nog niet opendoen.

De ademhaling en de hartslag worden voortdurend gecontroleerd door middel van een band om de buik en een elektrode op de borst. De meesten hebben een infuus op het hoofd, vastgezet in een hoopje spierwit gips omdat ze de naald op andere plaatsen nog wel eens uit de huid willen trekken. Sommige kinderen ademen met behulp van een kapje en een slang over hun neus en mond. Alles wordt geregistreerd op de apparatuur boven op de couveuse.

De op tijd geboren kinderen in de couveuse lijken reuzen naast de vroeggeboren baby's. 'Als er een normaal voldragen kind binnenkomt, denk ik: die kan zo door naar de kleuterschool,' zegt Bert Petersen, verpleegkundig hoofd van de couveuseafdeling.

We staan bij een kindje van veertienhonderd gram – het wordt twaalf keer per dag gevoed via een sonde door de neus. Ernaast ligt een heel kleintje – we beginnen langzaam te wennen – negenhonderddertig gram en geboren na zesentwintig weken zwangerschap, het heeft twee slangetjes voor ondersteunende zuurstof en een sonde in de neus. Geen wolk van een baby. Het alarm gaat: weer een ademstilstand, die heel gemakkelijk kan worden verholpen door het kind even aan te raken of te kriebelen met een wattenstokje. Een tweede veel voorkomende, maar niet gevaarlijke storing – als je er meteen bij bent – is een bradicardie: een te lage frequentie van de hartslag.

De verpleegkundigen leggen de kinderen het liefst op waterbedjes omdat de zachte beweging het dichtst komt bij het verblijf in de baarmoeder en omdat ze het ontstaan van 'prematurenkoppen' (afgeplatte hoofdjes) tegengaan.

Hier en daar zijn moeders en vaders in gele jassen bezig met hun baby's – twee handen door de ronde openingen in de couveuse, machteloos liefdevol prevelend tegen het kind. Sommige moeders worden met bed en al binnengerold om hun baby even in de armen te houden of er alleen maar naar te kijken. Naast ons wordt een baby'tje getempératuurd: de thermometer is haast groter dan de baby.

Petersen: 'Belangrijk is de permanente zuurstofbewaking. Vroeger gaf je wat meer zuurstof als het kind blauw zag en als het roze werd, verminderde je de zuurstoftoevoer. Nu wordt permanent het gehalte gemeten – door de huid heen – daardoor kunnen we tot op een procent nauwkeurig zuurstof geven. De eerste beslissing of je het kind wel of niet in de couveuse legt, ligt op de verloskamer, als het hier komt staat alles tot zijn dienst. Ik vind dat je moet beginnen met een kind te helpen. Natuurlijk niet als ze met een baby van vierentwintig weken komen, dan denk ik: leg die maar weg, maar bij een kind van zesentwintig weken moet je het in ieder geval proberen.'

Naast ons delibereren artsen rond een couveuse over de behandeling van een baby, het kind ziet wit en ademt slecht. Er wordt besloten te beademen. De assistent durft het niet alleen te doen, het is een heel klein kindje: achtentwintig weken en achthonderdtachtig gram. Kinderarts Richard de Leeuw wordt 'opgepiept'. Kinderartsen lijken een ander slag mensen dan gynaecologen: bescheidener, introverter. Richard de Leeuw is daar een mooi voorbeeld van: hij praat zo zacht dat hij nauwelijks te verstaan is, maar zijn uitspraken zijn allesbehalve zacht. Hij is de enige arts die we nooit, behalve op de intensive care, in een witte jas hebben gezien.

Met behulp van een apparaatje met een lampje duwt hij een plastic buisje naar binnen. Het gaat heel moeilijk, zeker vijf keer mislukt het en komt het buisje in de slokdarm terecht in plaats van in de luchtpijp. Het kindje is klein, klein en zo kwetsbaar; vol slangen en buisjes en doodsbleek ligt het in de couveuse onder de apparatuur. Tussen de pogingen om het plastic buisje naar binnen te duwen, geeft de assistent steeds zuurstof bij met een kapje omdat het niet in staat is zelf voldoende te ademen. Ze zijn bang voor een hersenbloeding, maar besluiten de beademing door te zetten. Een van de redenen is dat de moeder al herhaaldelijk te vroeg geboren kinderen heeft verloren en nog geen kinderen heeft.

Als we even later nog eens gaan kijken, ligt het rustig aan de beademing en heeft weer wat meer kleur. En vier dagen later ademt het zelf en maakt de baby het goed. Geen hersenbloeding gehad. De Leeuw: ‘De ouders – vooral de vader – waren in eerste instantie helemaal niet gelukkig met de beademing, de vader vond dat wij wel erg ver gingen met behandelen. We hebben uitvoerig met elkaar gepraat en we hebben toegezegd zo snel mogelijk met de beademing te stoppen. Later was hij toch wel tevreden.

In de praktijk kun je dit soort dingen nauwelijks tevoren doorpraten doordat zo’n vroeggeboorte meestal plotseling komt. De meeste ouders nemen genoegen met onze behandeling, ze stellen zich zelden zoals deze vader op. Ik denk dat we in de toekomst vaker deze problemen krijgen.’

MECHTELD

Mechteld is een maand oud, ze ligt in een couveuse op

de afdeling neonatologie in de Vrouwenkliniek. Ze is geboren na een zwangerschap van tweeëndertig weken (acht weken te vroeg) met behulp van een keizersnede. Na zevenentwintig weken zwangerschap bleek een groeiachterstand van de baby als gevolg van een zwangerschapsvergiftiging van de moeder. Op aandringen van de neonatologen kwam de moeder uit Alkmaar naar de Vrouwenkliniek, waar het kind meteen na de geboorte behandeld zou kunnen worden.

Schutte deed de keizersnede: een kindje van 1050 gram, dat oppervlakkig ademde, maar in redelijke conditie was. (Kinderen die het in de baarmoeder moeilijk hebben, zijn vaak sterker doordat ze van het begin af aan geleerd hebben zich te verweren, waardoor ze ook buiten de baarmoeder in staat zijn zich goed te ontwikkelen.)

Het ademen ging snel beter, alleen moest Mechteld met een infuus worden gevoed omdat ze nog niet in staat was te drinken. Na een redelijk begin ging het opeens slechter: ze begon door te liggen op haar stuit, die plek raakte geïnfecteerd, ze werd ziek en kreeg een hersenbloeding: de circulatie van het vocht in de hersenen raakte verstoord en er ontwikkelde zich een waterhoofd. De ouders van Mechteld schreven een brief, waarin ze vroegen het leven van hun kind te beëindigen.

Kinderarts Richard de Leeuw heeft iedereen die zich met Mechteld heeft beziggehouden, of nog bezighoudt, bij elkaar geroepen om te overleggen wat er moet gebeuren: verpleegkundigen, kinderartsen, assistenten en coassistenten, maatschappelijk werkster en de gynaecoloog. Kinderarts Pieter Tamminga geeft een dag-tot-dagverslag. Er zitten vijftien mensen in een piepklein kantoortje op de couveuseafdeling, het lijkt alsof alle wasbakken van de Vrouwenkliniek op de ene wasbak in dit kantoortje zijn aangesloten: het gorgelt, pruttelt en klokt zodat er soms niets is te verstaan. De helft van de aanwezigen zit op de punten van bureaus, het is lunchuur en omdat er zo meteen geen tijd meer is, worden de meegebrachte boterhammen nu maar opgegeten.

De keus is: niets doen of verder behandelen en een uitwendige drain aanleggen om het teveel aan vocht uit de hersens af te voeren. Tamminga zegt dat welke behandeling er ook wordt toegepast, het kind zeker defect zal zijn – welk defect is nu nog niet bekend, in ieder geval is er al een ernstig verlies van hersenweefsel. Als Mechteld niet verder wordt behandeld, gaat ze zeker dood – maar dat kan heel lang duren.

De ouders vragen in hun brief de behandeling te stoppen, ze schrijven dat hun kind genoeg heeft geleden: 'Nu weet ze nog niet wat er gebeurt, later beseft ze wat ze allemaal moet ondergaan. Het leven is alleen aanvaardbaar wanneer het inhoudt dat een kind kan functioneren zonder hulp van instellingen.' Beide ouders zitten in het onderwijs en schrijven dat ze genoeg gevolgen hebben gezien van te agressieve behandeling. Ze vragen geen religieuze of ethische normen te laten prevaleren.

De Leeuw legt uit dat de brief niet is geschreven in een opwelling, de ouders hebben er al eerder met hem over gepraat. Ze zullen zeker geen toestemming geven voor verdere behandeling. 'Als we een drain willen aanleggen, zou je eerst de ouders uit de ouderlijke macht moeten ontzetten.'

Kinderarts Nannie Koppe, plaatsvervangend hoofd van de afdeling, wil eerst bekijken of er nog andere mogelijkheden zijn. Een oudere grijze verpleegster is bang dat we op deze manier naar een maatschappij toegaan, waarin niemand meer gehandicapt mag zijn. Andere verpleegkundigen vallen haar bij.

Schutte: 'Je moet niet vergeten dat wij deze situatie hebben geschapen. Als wij de keizersnede niet hadden gedaan, had het kind niet geleefd; wij zijn er ook verantwoordelijk voor.'

Het is een moeilijk gesprek – er is een onderhuidse tegenstelling tussen de artsen en de verpleging. De artsen, die Mechteld af en toe zien, en de verpleegkundigen, die dag en nacht met haar optrekken, hebben een duidelijk andere mening.

Een van de kinderartsen: 'Stel dat je de ouders voor de duur van de behandeling met behulp van de rechter uit de ouderlijke macht ontzet, dan heb je een kind met een groot waterhoofd. Ik denk dat je de behandeling niet kunt aanprijzen als zaligmakend. Als het mijn kind was, zou ik willen draineren, maar het risico van de ingreep is zo groot en het voordeel zo klein dat ik mijn mening niet aan de ouders wil opleggen.' Tamminga zou geen drain aanbrengen als het zijn eigen kind was. Iedereen praat nu over wat hij of zij zou doen met een eigen kind.

De discussie spitst zich toe tussen de twee kinderartsen De Leeuw en Koppe. Koppe stelt verder onderzoek voor, De Leeuw is tegen omdat dat een lijdensweg wordt.

Schutte dringt aan op een snelle beslissing om de ouders onnodig verdriet te besparen. Koppe wil wel meegaan met de wens van de ouders niet te behandelen, maar ze wil de beslissing het leven van Mechteld actief te beëindigen, nog even uitstellen.

Het hoge woord is eruit: Wat gebeurt er als je geen drain aanlegt? Hoe lang laat je het kind verder lijden? Of beëindig je haar leven?

Koppe: 'Als je niets doet, neemt het waterhoofd toe en als je dan nog niets doet, geen bloedtransfusies geeft, weten we niet wat er gebeurt.' Ze is voorlopig niet bereid het leven van Mechteld actief te beëindigen. Ze wil eerst meer gegevens over dergelijke gevallen. De Leeuw is voorstander van actief beëindigen, hij krijgt bijval van andere kinderartsen.

Een van de assistenten vindt dat je de ouders in de kou laat staan als je hun wens om niet te behandelen respecteert, maar verder niets doet. Een oudere verpleegkundige protesteert zwakjes door te zeggen dat Mechteld niet lijdt zolang ze stilligt. Een deel van de aanwezigen is bang dat de ouders hun kind mee naar huis zullen nemen, als er wordt besloten niets te doen – suggererend dat het dan heel snel dood zal zijn. De Leeuw probeert een oplossing aan te dragen door te zeggen dat hij het wel wil doen als er iets moet gebeuren. Schutte wil het van hem overnemen omdat hij zich verantwoordelijk voelt voor het bestaan van Mechteld: 'Als ik dit geweten had, had ik de keizersnee nooit gedaan.'

Een van de verpleegkundigen zegt met veel nadruk dat het heel moeilijk is met een spuit in je hand naar het kind toe te gaan. Koppe doet haar best de beslissing uit te stellen, de anderen dringen aan op ja of nee.

Een van de verpleegsters vertelt dat Mechteld wel degelijk pijn heeft, ze beschrijft hoe ze met haar hoofdje rolt; het verandert de mening van de meeste verpleegkundigen niet: we respecteren het standpunt van de ouders, maar een spuitje geven is een andere zaak. Er wordt besloten de volgende ochtend om elf uur verder te praten.

Uiteindelijk is Mechteld niet behandeld. Ze kreeg alleen nog pijnstillende middelen waarvan de dosis steeds werd opgevoerd. Ze ging snel achteruit en iedereen dacht 'dat het vanzelf wel zou aflopen'. Toen dat niet gebeurde en het duidelijk was dat het leven rekken geen enkele zin meer had, heeft de dienstdoende arts het leven van Mechteld beëindigd door haar via het infuus kalium toe te dienen, zodat ze een acute hartstilstand kreeg.

Direct daarna is een brief aan de directie geschreven met de precieze gang van zaken. Dat gebeurt altijd in dergelijke gevallen. 'Ze zijn er niet blij mee, maar het verlicht ons een beetje,' zegt een arts die in dit geval liever ongenoemd wil blijven.

De Leeuw: 'Het is geen euthanasie, het is het beëindigen van zinloos medisch behandelen.' Zo'n duidelijk verzoek als dat van de ouders van Mechteld is er nog niet eerder geweest. Vier jaar geleden nog, in 1979, werden ouders die met een dergelijke vraag kwamen, heel vreemd aangekeken.

De Leeuw: 'Die durfden we niet alleen te laten op de couveuseafdeling omdat we bang waren dat ze het zelf zouden doen. Twee jaar geleden nog heb ik ouders, die na zes weken behandeling van hun kindje – een mongool met een ernstig hartgebrek – vroegen er een eind aan te maken, gezegd dat we dat niet konden doen omdat het hier al zo lang lag. De ouders wilden het toen zelf doen – ik wist niet hoe ik het moest oplossen, ik kon het niet. Het kind is later – gelukkig – toch overleden.'

Kinderen zoals Mechteld worden steeds vaker geboren: vroeger gingen ze dood in de baarmoeder en dat was dat.

De Leeuw: 'Tien jaar geleden, begin jaren zeventig, had je alleen de toeter om de harttonen van de baby te beluisteren, nu, met de echo en vruchtwaterpunctie, ontdek je bijna meteen dat er iets misgaat met het kind in de baarmoeder. En aan de andere kant worden wij steeds beter in het in leven houden van te vroeg geboren kinderen, zodat gynaecologen een keizersnede ook steeds eerder aandurven. De verleiding om in te grijpen is groot. We hadden laatst een discussie over een keizersnee bij een kindje van zevenentwintig weken: de gynaecologen willen steeds sneller in leven houden – wij worden geconfronteerd met de resultaten. Een paar jaar geleden zouden we er niet over gedacht hebben zo'n operatie te doen bij zevenentwintig weken.'

Kan die grens nog meer naar beneden?

De Leeuw: 'Jazeker, begin jaren zeventig hadden Nannie Koppe en ik ruzie over het al of niet beademen bij twaalfhonderdvijftig gram. Nu (1983) is een kindje van zeshonderd gram en vijfentwintig weken onder de grens. Maar je probeert het wel, je begint met zo'n kind warm te houden en dan ga je overleggen met de ouders, met verpleegkundigen en anderen. We kijken het even aan, we trekken niet meteen alle laatjes open. Als het kind na een paar uur nog redelijk is, alleen een beetje verkleurd, dan geven we wat zuurstof bij. Blijft het goed gaan, dan geven we wat vocht en calorieën. En als het na een dag of drie, vier nog goed gaat, ja dan ga je toch beademen.

Doen is veel gemakkelijker dan laten, als je eenmaal begint, ga je gemakkelijker door. Maar dan krijg je de gevallen zoals Mechteld, waarin je de behandeling na een paar weken toch moet stoppen. Ondanks deze gevallen beslissen we vaker wel dan niet om te proberen een kind in leven te houden.'

Er waren geen regels voor: in de opleiding van neonatologen kwam het toch niet aan de orde en het kwam zelden voor dat de ouders meteen zeggen: laat het kind maar dood gaan. Iets anders is als het kind wordt geboren met een ernstige afwijking.

Hoogleraar Treffers: 'Waar ligt dan de grens? Bij een kindje met een open rug, dat van onderen verlamd is en dus zijn leven lang incontinent zal zijn? Je kunt zo'n kindje opereren en dan is er voor de rest van zijn leven de werkgroep (het spina bifida-team). De vraag is: opereer je wel of niet? Wij hebben hier een terughoudend standpunt wat betreft opereren. Je overlegt eerst met de ouders, tegenwoordig vragen ze eerder dan vroeger niets te doen. Stel dat je een open rug niet opereert, dan krijgt het kind hersenvliesontsteking en gaat het toch dood – maar dat kan een hele tijd duren. Als je het besluit om niet te operen eenmaal hebt genomen, kan je natuurlijk ook zeggen dat je het kind dan beter meteen dood kan laten gaan, dat bespaart ouders en kind veel verdriet en pijn. Voor mij blijft de grens bij een gezonde mongool: als ouders vragen aan zo'n kindje iets te doen, zeg ik nee. Ik heb ook wel eens meegemaakt dat de ouders van een kind met een hazenlip vroegen hun baby een spuitje te geven, maar dat komt maar bij hoge uitzondering voor.'

OPEN HUIS

De Vrouwenkliniek is een open huis: de hele dag lopen mensen in en uit (iedereen waarschuwt elkaar dan ook constant om tas en andere bezittingen in de gaten te houden: kasten worden opengebroken, telefoons uit de muur gerukt, microscopen losgeschroefd en meegenomen, er wordt zelfs gestolen uit de nachtkastjes van patiënten).

De couveuseafdeling is de meest open afdeling: de ouders kunnen de hele dag op de intensivecarezalen binnenlopen – in een gele jas, met zorgvuldig schoongeboende handen, zonder ringen en horloges en met een 'smoeltje' voor.

Andere familieleden moeten in de sluis blijven en kunnen door het raam het kind in de couveuse zien. Alleen voor ouders met ontstekingen of koorts is intensive care verboden terrein.

Die openheid bestond nog niet lang. Begin jaren zeventig was de angst voor besmetting zo groot dat er niemand binnen mocht die er niet strikt nodig was en werden ouders beschouwd als niet strikt nodig, zegt Richard de Leeuw, de kinderarts die de belangrijkste motor is achter het 'open maken' van de afdeling. Gebleken is dat het ziekenhuispersoneel een groter gevaar vormt voor de kinderen: ouders komen alleen aan hun eigen kind maar artsen en verpleging dragen ziekenhuisbacteriën en komen in aanraking met alle kinderen.

De Leeuw: 'We hebben pas nog een reprimande gehad van de bacteriologische afdeling dat we te veel stafylococcen hadden en dat komt niet door de ouders maar door het personeel, dat geen tijd heeft voor goede hygiëne. Ouders houden zich juist heel goed aan de regels.'

Iedereen is tevreden over de uitbreiding van het contact tussen ouders en kinderen: 'Ouderhanden zijn anders dan professionele handen.' Als het enigszins kan wordt het kind als de ouders er zijn even losgekoppeld van alle apparatuur, desnoods krijgt het een zuurstofkapje en dan gaan ouders en kind onder de lamp tegen het afkoelen. Verpleegkundige Bert Petersen: 'Dan zitten ze daar met z'n drieën trots te zweten, smoeltje voor, jas aan, pet op.'

Later: een ouderavond in het ziekenhuis. Opvallend is dat er alleen Nederlandse ouders zijn, terwijl minstens de helft van de kinderen op de afdeling van buitenlandse ouders is.

Er wordt een film vertoond die een ontroerend beeld geeft van de afdeling en daarna komen de vragen wat stroef los. Ouders van buiten klagen over het gebrek aan ruimte op de couveuseafdeling waardoor van een te vroeg geboren tweeling een kind in Nijmegen en een in Amsterdam moest worden opgenomen. Het heen en weer rijden is vaak bezwaarlijk: een echtpaar uit Staphorst reed tien weken lang iedere dag naar Amsterdam op en neer.

In 1976 werd voor het eerst een ouderavond gehouden om te horen wat de ouders te zeggen hadden over de couveuseafdeling. Er kwam zo'n stroom van kritiek los dat er sindsdien regelmatig van die avonden worden gehouden. Bijna iedereen heeft voorbeelden van de merkwaardige manier waarop mensen reageren op te vroeg geboren baby's. Zelfs in de sluis bij de couveusezaal hoorde een moeder iemand zeggen dat het wel lelijkerds zijn. 'Ik dacht: wat doe je hier dan, het is Artis niet.'

Een vader vertelt dat hij een zuster van neonatologie voor het eerst zag lachen op een foto bij een artikel in *Ouders van nu.* Hij had daar wel begrip voor: hij zat zelf ook in de handel.

Er is meer kritiek op andere, kleine ziekenhuizen – waar een van de kinderen een verkeerd medicijn kreeg: 'Cafeïne, ik zag het hartje pompen' – en andere artsen – die niet komen als je belt – dan op de Vrouwenkliniek. Er wordt vooral geklaagd over gebrek aan controle in de ziekenhuizen in de provincie.

Na afloop wordt in het café nog wat gepraat over de gang van zaken na een keizersnee. De kasteleinse heeft dat kennelijk gehoord en ze mengt zich in het gesprek: 'Mij hebben ze anders mooi vier dagen vergeten mijn kind te laten zien. Mijn man liep door de stad met een foto van hem en ik had hem nog nooit gezien.' Als door een adder gebeten roept iedereen: 'Wanneer?'

'Vier jaar geleden.' Grote stilte. 'Waar?' Godzijdank in een ander ziekenhuis. Grote opluchting.

HEROÏNEBABY'S

Een nieuw verschijnsel toen waren de heroïnebaby's. Voor nieuwe verpleegkundigen en coassistenten in de couveuseafdeling was een korte film gemaakt over twee pasgeboren kinderen, een van een verslaafde, de ander van een normale moeder. Ze liggen los en alleen: voor iedere baby vervelend. Het verschil is schrijnend: de eerste baby huilt en voelt zich duidelijk ongemakkelijk, de afkickende baby ligt geen moment stil, kan zijn duim niet in zijn mond houden (terwijl juist de zuigbehoefte bij deze kinderen groter is), hij trilt over zijn hele lijfje en huilt hoger en indringender dan de andere baby.

Ieder kind van een verslaafde moeder, die in de Vrouwenkliniek bevalt, gaat meteen naar de intensive care op de couveuseafdeling voor observatie. Als het nodig is, krijgt het luminal om zich te ontspannen. Praktijk heeft geleerd dat hét middel om ze rustig te krijgen, een *easy rider* is. Je ziet dan ook regelmatig verpleegkundigen hun werk doen met een baby op de borst gebonden.

Andere onrustige kinderen laten zich troosten, deze niet, als je ze oppakt, geven ze niet mee zoals iedere andere baby, maar spannen zich en keren zich van je af. Het enige wat helpt is inbakeren, kennelijk voelen ze zich dan een beetje geborgen. Het is een merkwaardig gezicht, die ouderwets ingebakerde baby's in die overgemechaniseerde ruimte.

Met drie of vier van zulke kinderen op de afdeling loopt het de verpleegkundigen over. Ze vragen de hele dag aandacht en het hoge huilen is enerverend.

De sterfte van kinderen van gebruikers van alleen heroïne is hoog: één op iedere drie kinderen gaat dood in de tijd tussen de achtentwintigste week van de zwangerschap en de eerste week na de geboorte. (Over het algemeen sterven er in diezelfde periode acht van iedere duizend kinderen.) Het is merkwaardig en ontmoedigend voor de aanstaande moeders dat er geen verband bestaat tussen de mate van het gebruik van de moeder en de onthoudingsverschijnselen van de baby.

Kinderarts Sri Soepatmi, maatschappelijk werkster Marion Kreijenbroek en gynaecoloog Henk Hogerzeil houden zich bezig met de problemen van de heroïneverslaafden en hun kinderen. De moeilijkheden zijn de laatste tijd verschoven van de prenatale zorg naar een later stadium. Hogerzeil: 'Er komen minder junks zonder prenatale zorg, de methadonpost pikt ze er steeds sneller uit, het gaat nu mis in het eerste jaar, door verwaarlozing.'

De moeders moeten aan drie punten voldoen, willen ze hun kind mee naar huis krijgen: ze móéten iedere dag naar de couveuse komen; wat ze gebruiken hindert niet, maar heroïne mag niet nummer één zijn omdat het zo veel tijd kost dat te pakken te krijgen, en ze moeten een vast adres hebben, waar gas, licht en water is en luiers en kleertjes.

Kreijenbroek: 'Iedere verslaafde moeder gaat met een gewoon kind naar huis, op dat moment geven wij de zorg terug aan de eerste lijn, anders zou ik binnen een paar jaar niets anders kunnen doen: het aantal verslaafde zwangeren neemt nog steeds toe. Wij hadden er vorig jaar tweeëndertig, dat is de helft van het aantal kinderen van verslaafden, dat in Amsterdam wordt geboren. Het beste zou zijn dat er een centraal punt is van waaruit die kinderen in de gaten worden gehouden, ze zwerven met hun ouders van het ene adres naar het andere, huisarts en zuigelingenzorg kunnen dat ook niet volgen. We zien ze alleen terug voor de nacontrole en als ze komen, proberen we meteen iets te doen aan de anticonceptie.'

Anticonceptie voor verslaafde vrouwen is een keus uit een aantal kwaden: de discipline die voor de pil nodig is, kunnen ze niet opbrengen. Blijft over het spiraaltje, maar dat heeft twee grote nadelen, het kan pas na zes weken worden ingebracht en het geeft bij verslaafde vrouwen met sterk wisselende seksuele contacten een grotere kans op ernstige ontstekingen die ze niet laten verzorgen. Een probleem waarvoor nog geen oplossing is.

Hogerzeil is met veel enthousiasme begonnen aan de zorg voor verslaafden en hun kinderen, hij heeft een handleiding geschreven voor studenten over de omgang met en de zorg voor verslaafde patiënten.

'Ik vond het leuke, gekke mensen en bovendien wou niemand ze hebben. Ik liep rond met de merkwaardige fantasie dat ik iets voor ze kon betekenen. Soms denk ik dat nog wel, maar ik lijd aan het *burnoutsyndroom*, ik heb genoeg van hun nooit eindigende veeleisendheid.'

ROMANCES

Ook de Vrouwenkliniek kent zijn onvermijdelijke romances, slepende affaires, vrijblijvende flirtations, lange uitzichtloze verhoudingen en geheime begeerten.

Daar zijn de mooie ogen van hoogleraar Treffers, 'waarmee hij, terwijl je samen met een patiënt bezig bent, jóú aankijkt' (een verpleegster die ongenoemd wil blijven) en de elegantie van operateur Ketting, die eens zo veel bloemen van een patiënt kreeg thuisbezorgd dat zijn buren dachten dat hij was overleden.

De 'tweeling' Bleker en Schutte loopt met de allure van Starsky en Hutch veroverend rond, de witte jas achteloos openhangend over hun informele kleren. Rond de atletische Hogerzeil, de gynaecoloog die de donorinseminaties doet, worden op die afdeling hevige fantasieën gespannen. Dan hebben we het nog niet eens over die leuke, zachtaardige, soms wat verlegen kinderartsen en die lieve anesthesist.

Er zijn de verhalen die iedereen in huis wel kent: hoe Bleker eens een kraambed ingetrokken werd en Ketting een vrouw in zwarte netkousen op zijn onderzoekstoel aantrof en snerpte; 'Zuster, wilt u even assisteren?' Hoe Bleker en Schutte vrouwen die opvallend vaak, zonder dat daar echt reden voor is, op hun spreekuur komen, naar elkaar verwijzen.

Dat soort dingen komt nooit van één kant, hoe zit het met die delicate verhouding tussen de gynaecoloog en zijn patiënte?

Schutte (over bevallingen): 'Het is een merkwaardig proces, je probeert de vrouwen aan je te binden, je wilt dat ze je aardig vinden en waardevol, maar ook dat ze zich weer níét aan je binden. Je moet vooral uitkijken dat je hun man niet passeert.'

Bleker: 'Je moet oppassen dat je niet over het hoofd van de vrouw heen een interessant gesprek met haar man gaat voeren.'

Schutte: 'Er zijn maar weinig mannen die zich onder dit dak op hun gemak voelen.'

Windt het gynaecologisch onderzoek hen wel eens op?

Bleker: 'Misschien dat ik ooit wel eens heb aangeboden de borsten ook te onderzoeken. Het speelt wel een rol maar je gaat niet naar huis met een patiënt nog in je gedachten. IJdelheid en geld zijn veel grotere gevaren.'

Schutte: 'Ik vind de ene patiënt natuurlijk wel leuker dan de andere en die onderzoek ik dan ook liever.'

Bleker: 'En je dekt jezelf ook in met een assistente erbij.'

Schutte: 'In het Burgerziekenhuis, waar we vroeger werkten, deden we altijd gechaperonneerd spreekuur, altijd een assistente in de buurt.'

Hoe is het om thuis te komen als je de hele dag in de weer bent geweest met vrouwen in niet direct bekoorlijke houdingen?

Bleker: 'Ik heb wel tijd nodig om om te schakelen, maar de rit van de kliniek naar huis is genoeg.'

Schutte: 'Ik herinner me dat ik eens laat thuiskwam van een heel langdurige bevalling van een veel te dikke, onaantrekkelijke vrouw en dat mijn vrouw vroeg of ik haar laarzen even wilde uittrekken – moet je je voorstellen hoe iemand dan zit – dat kon ik toen niet meer opbrengen, ik was wat je noemt kutmoe.'

KLACHTEN

'Er lopen veel vreemde mensen de verloskamer in en uit terwijl je heel lang in de beensteunen ligt zonder te weten waarom.'

'Als je zegt dat je pijn hebt bij het inbrengen van de vacuümpomp, zegt de specialist dat dat niet kan. Wie voelt het nu eigenlijk?'

'Ze praten óver je, maar ze zeggen niets tégen je.'

'Als de spannende bevalling achter de rug is en je vraagt wanneer je je kind in de couveuse mag opzoeken, zeggen ze allemaal wat anders. Dat doen ze trouwens ook als je vraagt wanneer je naar huis mag.'

Een greep uit de meest voorkomende verwijten van vrouwen die in de kliniek zijn bevallen, waarbij we de klachten over de slechte behuizing hebben weggelaten.

Van tijd tot tijd nemen vrouwen die er net gelegen hebben, de moeite om hun klachten naar de leiding van de kliniek te sturen. Dat leidde tot een uitnodiging om de klachten mondeling toe te lichten op een bijeenkomst met het voltallige personeel. Zo'n bijeenkomst heeft het voordeel dat de 'daders' rechtstreeks geconfronteerd worden met de 'slachtoffers': het wijst artsen en verpleegkundigen er weer eens op dat wat voor hen routine is, voor de vrouw die in de kliniek ligt een hoogte- of dieptepunt in haar leven is. Bijkomende moeilijkheid is het onderwijsaspect.

Schutte: 'Smoezend leren is het ergste en als de harttonen van het kind achteruitgaan, kun je dat behalve tegen elkaar natuurlijk ook tegen de vrouw zeggen.'

Directe gevolgen van deze bijeenkomst zijn de lokale verdoving bij een keizersnede – als er geen medische bezwaren zijn. En de aanwezigheid van de man in de operatiekamer bij de keizersnee.

Gynaecoloog Schutte, die de ziekenhuisbevalling graag van haar slechte naam wil afhelpen, is zich ervan bewust dat vrouwen die erop rekenden rustig thuis te bevallen, maar op het laatste moment met gillende sirenes naar het ziekenhuis werden gebracht, vol meer of minder terechte wrok tegen het ziekenhuis naar huis gaan. Dat is hem een doorn in het oog en daarom heeft hij de hulp ingeroepen van de afdeling medische psychologie om de klachten van juist die groep vrouwen te inventariseren.

Schutte: 'Er zijn nu eenmaal altijd omstandigheden waarbij het medisch noodzakelijk is in het ziekenhuis te bevallen. Maar als het even kan zou je je kind zo moeten krijgen zoals je het hebt gemaakt: in de armen van je man in een lekker warm bed en alles wat daar zo bij hoort.'

De Vrouwenkliniek is een van de weinige medische topinstituten waar naast het afwijkende nadrukkelijk ruimte voor het gewone, het alledaagse wordt opengehouden.

Onder Kloosterman werden vrouwen die onder leiding van een vroedvrouw poliklinisch wilden bevallen, gretig binnengehaald. Speciaal voor haar werd de 'huiskamer' ingericht, niet echt een kamer waar je gezellig 's avonds thuiskomt: in het midden een verlosbed, langs de muur een bank en een gemakkelijke stoel, dat is alles. De andere huiskamerattributen zijn in de loop der jaren verdwenen, maar de 'huiskamer' doet nog altijd dienst voor vrouwen die daar poliklinisch met hun eigen vroedvrouw zonder omstanders willen bevallen.

HUISKAMERBEVALLING

De techniek is in de huiskamer afwezig, maar is wel direct te bereiken – als dat nodig is. Tineke Nierop, 38, vroedvrouw in dienst van het WG: 'Eigenlijk heb je voor een gewone bevalling niets anders nodig dan je twee handen. Klemmen en een schaar is handig om eventueel de vliezen te breken en de navelstreng af te klemmen en door te knippen, maar nodig is het niet.'

Geen warm water?

'Nee, dat vraagt iedereen, maar dat is al lang verleden tijd, dat had je vroeger nodig om te reanimeren.'

Amsterdamse vroedvrouwen gingen graag naar de huiskamer in de Vrouwenkliniek.

Astrid Limburg, voor haar vroege dood een bekende vroedvrouw in Amsterdam, vertelde over haar vak: 'Het gaat niet om de bank en het gedempte licht, het gaat erom dat je in de Vrouwenkliniek niet hoeft te vechten voor je patiënten. In andere ziekenhuizen staat een stoet verpleegsters klaar met de scheerkwast en het scheermes, met de laxeermiddelen en de dopptone: tussen iedere wee willen ze de harttonen beluisteren. Je moet ze de kraamvrouw van het lijf houden. In het WG haal je de sleutel en behalve de coassistent en de eigen kraamverzorgster bemoeit niemand zich met je. Bovendien heb je er het voordeel van alle academische ziekenhuizen dat er altijd een arts is.'

Limburg is een van de vroedvrouwen die enthousiast de verticale bevalling propageerden. Na een telefonisch verslag aan Treffers over een ex-patiënt van hem, waarin Limburg vertelde dat de vrouw voorspoedig was bevallen in de huiskamer: verticaal en op een emmer (Treffers, verbijsterd: 'Op een emm...?' het woord niet over de lippen krijgend) kwam er meteen een uitnodiging om in de collegezaal voor staf en assistenten een lezing te houden over deze manier van baren.

Limburg: 'De meest gehoorde klacht van een barende vrouw is rugpijn en rugpijn wordt er zelden beter op als je in bed gaat liggen. We zijn toen naar andere houdingen gaan zoeken. Eerst lieten we de barende vrouw half zitten in de kussens, later lieten we haar op de rand van het bed zitten met iemand achter zich om te steunen, zodat ze lekker in de armen van haar man of vriendin lag. Uit die houding gingen de vrouwen vanzelf hurken of op een krukje zitten. Voor veel vrouwen bleek dat dé houding. Logisch eigenlijk, als je naar de wc gaat, waarbij toch veel kleinere voorwerpen de bekkenbodem moeten passeren, ga je toch ook niet liggen.'

De verticale houding heeft effect op het verloop van de uitdrijving, de conditie van het kind en de psyche van de vrouw. Doordat de zwaartekracht mee- in plaats van tegenwerkt, doordat het bekken in staande houding wijder is en doordat de baarmoeder zich effectiever samentrekt, duurt de uitdrijving korter met alle voordelen voor de moeder – 'sinds we de bevalling rechtop doen, zie ik nooit meer gesprongen adertjes in de ogen van de kraamvrouwen' – maar vooral voor het kind, dat minder kans loopt op gebrek aan zuurstof tijdens de bevalling.

Er zijn meer voordelen: in liggende houding drukken allerlei organen op de lichaamsslagader, waardoor de bloeddruk daalt en de placenta minder doorbloed raakt met alle gevolgen voor de baby. Bovendien heeft de liggende houding een psychologisch effect: het geeft een gevoel van passiviteit en hulpeloosheid ('Je bent net een tor op zijn rug').

Limburg: 'Zittend houdt de vrouw de regie, bovendien ziet ze hoe het kind wordt geboren. Zodra er een klein stukje van het hoofd zichtbaar is, hoeft ze niet meer te persen – dank zij de zwaartekracht komt het kind bijna vanzelf.

De vroedvrouwen hebben allerlei hulpmiddelen uitgeprobeerd: een speciale stoel met een gat – 'dat was niks, het was net of je op een troon zat' – en allerlei krukjes. Tot iemand op het lumineuze idee van een emmer kwam: een gewone emaillen emmer met een dikke handdoek om de rand gevouwen.

Limburg: 'Zodra het kind komt, trek ik de emmer weg, de vrouw hurkt en ik vang het kind op in mijn handen. In de huiskamer leg ik eerst plastic op de vloer en een laken eroverheen ter wille van de hygiëne. In de Vrouwenkliniek kan dat, ik hoop dat we er in het Academisch Medisch Centrum mee door kunnen gaan.'

Schutte: 'In het AMC blijven huisartsen en vroedvrouwen welkom om bevallingen van hun eigen patiënten te leiden. Maar wij vinden dat er in principe een leerling-verpleegkundige en een coassistent bij moeten zijn omdat we een opleidingskliniek zijn. Bovendien zijn we verantwoordelijk voor wat er onder ons dak gebeurt. Je kunt thuis nu eenmaal niet verplaatsen. Als je bij ons komt bevallen, moet je de consequenties van het ziekenhuis op de koop toenemen.'

50.000 PLACENTA'S

Bertie Huidekoper (59) heeft iedere placenta die sinds 1 januari 1958 in de Vrouwenkliniek is geboren – en dat waren er tot 1983 vijftigduizend – in haar handen gehad: gewogen en bekeken op kleur, bloedingen, beschadigingen en de plaats van de navelstreng. Het grootste placenta-onderzoek dat ooit ergens gedaan is. 'Natuurlijk kan het ook met de computer, maar ik heb ze alle vijftigduizend met mijn eigen ogen bekeken.'

De grote zwarte boeken met uitkomsten van het onderzoek staan boven haar kamertje in de Vrouwenkliniek voor wie er maar gebruik van wil maken.

Huidekoper: 'Wij hebben altijd gezegd en volgehouden op grond van dit onderzoek dat de placenta na tweeëndertig weken niet meer groeit. De ultrasonorapparatuur heeft ons gelijk gegeven. Nog een uitkomst die mensen altijd verbaast: alle kinderen – Europees of Aziatisch, eerste of achtste kind, een-, twee-, of drieling: alle kinderen zijn tot tweeëndertig weken gelijk in gewicht. Het enige verschil is dat jongetjes altijd zwaarder zijn dan meisjes. Kloosterman wou dat nooit geloven, maar ik heb het archief er sinds 1930 op nagezocht. Dat is ook de reden dat jongetjes vaker voor en tijdens de geboorte sterven: jongens stellen hogere eisen aan de placenta.'

Huidekoper kwam mee met Kloosterman van de Kweekschool voor vroedvrouwen voor de wetenschappelijke bewerking van het verloskundig archief. Ze is niet mee verhuisd naar het Academisch Medisch Centrum; ze had geen zin om in een glazen hok te zitten waar ze niet zelf koffie kon zetten.

We spraken met haar op een warme en zomerse dag. Het is haar niet opgevallen. Ze draagt een zwarte rok, een donkere bloes die steeds uit haar rok kruipt en die ze ongeduldig terugduwt, een zwart vest, kousen en zwarte schoenen. Ze heeft een sympathiek soort stugheid in haar gezicht, haar mooie, springerige haar zit in een paardenstaart.

Ze neemt ons mee naar haar placentahok op de begane grond, waar alle moederkoeken rechtstreeks uit de verloskamer naar toe gaan. Uit haast antieke witte emaillen emmers, waar iedere ditjes- en datjeswinkel een kapitaal voor zou geven, kronkelen touwtjes met rode labels waarop bijzonderheden over de bijbehorende 'placentae' – zoals op de emmers staat. Hier werkte ze vijfentwintig jaar – met een groot voorschoot om, met geitenwollen sokken aan en op klompen om niet uit te glijden.

Ze hijst de moederkoeken omhoog uit de formaline en geeft commentaar: er zijn prachtige, gelijkmatig ronde exemplaren bij, maar er zitten ook vreemde vormen tussen. 'Buitenlanders hebben over het algemeen mooiere placenta's dan Nederlanders: Marokkaanse, Turkse en Portugese kinderen zijn dan ook groter dan West-Europese.

Surinaamse baby's zitten ertussenin. Een gevolg van de welvaart, die net als onze tanden onze placenta's aanvreet.

Ze koestert haar moederkoeken als een schat: 'Professor Kloosterman was nog geen maand weg of de farmaceutische industrie hing aan de telefoon of ze onze placenta's mochten hebben.' We krijgen sterk de indruk dat ze ze nog liever in haar tweekamerflat in Slotervaart zou opslaan dan dat laten gebeuren. Gelukkig hoeft het niet, ze heeft drie mensen ingewerkt die het onderzoek voortzetten.

Haar archiefkasten zitten vol schatten voor iedereen die geïnteresseerd is in de sociale geschiedenis van vrouwen: de precieze cijfers van de grote aantallen ongehuwde moeders, die in de loop der jaren naar de Vrouwenkliniek kwamen om te bevallen: 'Nu wordt het niet meer geregistreerd, de cijfers zeggen niets meer, we zijn de schande van het ongehuwde moederschap allang voorbij.' Het aantal moeders dat afstand deed van haar kind en vooral de veranderingen in de cijfers, het percentage zogenaamde *spontane* abortus dat mee schommelt met het meer of minder liberale klimaat ten aanzien van abortus provocatus. 'Niemand weet echt hoeveel spontane abortus er voorkomt, men houdt het op ongeveer tien procent van alle gevallen, in het begin van de jaren zeventig was meer dan tachtig procent zogenaamd spontaan.'

Na vijfentwintig jaar onderzoek in de Vrouwenkliniek begint de zin daarvan haar de laatste jaren te ontgaan. 'We zoeken alles uit tot op de laatste letter en het laatste cijfer en dan komt er een Marokkaanse vrouw die niet eens weet wanneer ze geboren is omdat er in haar land lang niet overal een burgerlijke stand wordt bijgehouden. Wij boeken ze allemaal in als zijnde geboren op 1 januari. Soms staan Marokkanen geboekt onder de prachtigste namen maar met wel steeds dezelfde klanken en dan blijkt dat het gewoon mevrouw en meneer betekent. Het leert je wel de betrekkelijkheid te zien van je werk.'

Op geen bijeenkomst in de Vrouwenkliniek wordt zoveel gegiecheld, geginnegapt, gelachen en gegrapt als op de intervisievergaderingen van seksuologie. Seks blijft leuk, ook al maken mensen er iets treurigs van. Het is ook de enige bijeenkomst, die stelselmatig een kwartier te laat begint, waar altijd koekjes zijn en waar geen witte jas te zien is.

De moeilijkste gevallen van de afgelopen week worden hier besproken door de twee therapeuten Truus van Bilderbeek-Lankester (61) en Frank Wibaut (60), adviserend psychiater Alex Korzec (35), maatschappelijk werkster Elise van Kleef, assistenten en coassistenten.

Een echtpaar dat nog maar één of twee keer per jaar met elkaar naar bed gaat, krijgt voorlopig een coïtusverbod en moet bellen als ze toch klaarkomen. Een patiënt die de ene keer als man en een week later als vrouw op het spreekuur komt en om een operatie vraagt, moet zich eerst goed realiseren dat hij zijn klaarkomen in de waagschaal stelt. Er is nog een transseksueel op oudere leeftijd die zich wil laten opereren. De operatie wordt afgeraden: de man zoekt een seksuele oplossing voor een niet-seksueel probleem. Een vaginistische vrouw krijgt de raad te oefenen met pelottes – staafjes van verschillende dikte – en haar heil te zoeken in 'buitengaats vrijen'.

De twee arts-seksuologen Wibaut en Van Bilderbeek huizen tegenover elkaar op de derde verdieping van de Vrouwenkliniek in zo'n hoog negentiende-eeuws ziekenhuiskamertje met een wastafel in de hoek en een brievenbus in de deur.

Kale kamertjes, maar met een raam dat open kan en een gordijn dat waait in de wind, niks airco. De afdeling seksuologie is opgericht onder Kloosterman in nauw overleg met Van Emde Boas, de eerste seksuoloog in de Vrouwenkliniek.

Wibaut: 'Je zult het niet geloven, maar er zijn gynaecologen die niet over seksualiteit kunnen praten. Dat kan toch niet: je de hele dag met genitaliën bezighouden en er niet over durven praten.'

Sinds kort is seksuologie een verplichte stage voor alle assistent-gynaecologen. Huisartsen en gynaecologen in en buiten de Vrouwenkliniek verwijzen naar de poli seksuologie. Er is een wachtlijst van drie maanden. De problemen veranderen met de sociale ontwikkelingen. Van Bilderbeek, kort grijs springerig haar en een aardig expressief gezicht: 'Werkloosheid is vaak oorzaak van seksuele problemen, en vooral mensen in de WAO zien we hier steeds vaker: maatschappelijk impotent maakt ook dikwijls seksueel impotent. Mannen boven de veertig zijn seksueel zeer kwetsbaar. Zodra ze hier binnenkomen, vragen ze om hormonen, ze denken altijd dat het aan het orgaan ligt. Dat is niet zo, boven de vijfenveertig jaar stuur ik ze wel naar het lab om hun hormoonspiegel te laten nakijken, maar potentiestoornissen hebben bijna altijd emotionele oorzaken.'

Het genezingspercentage is hoog: zeventig procent. Buitenlandse mannen leveren een groot aandeel op dit punt: de hoeren zijn hier lang niet zo aardig als de vrouwen thuis.

Seksfilms en seksboetieks hebben een merkwaardige uitwerking op sommige mannen: ze raken gefrustreerd als het niet lukt zoals bij de heren op de film en kunnen het dan helemaal niet meer – orgasmedwang.

Vaginisme komt vaker voor dan tien jaar geleden, vooral onder jonge meisjes. Oorzaak: onder het mom van alles moet kunnen in een vrije opvoeding beginnen meisjes, die helemaal nog niet aan vrijen toe zijn, een volwassen verhouding. Van Bilderbeek: 'Ze komen hier vaginistisch binnen aan de hand van hun moeder.' Wibaut: 'En als je ze alleen spreekt, blijken ze veel conservatiever dan hun moeder en klagen ze dat hun ouders vriendjes meteen laten slapen.'

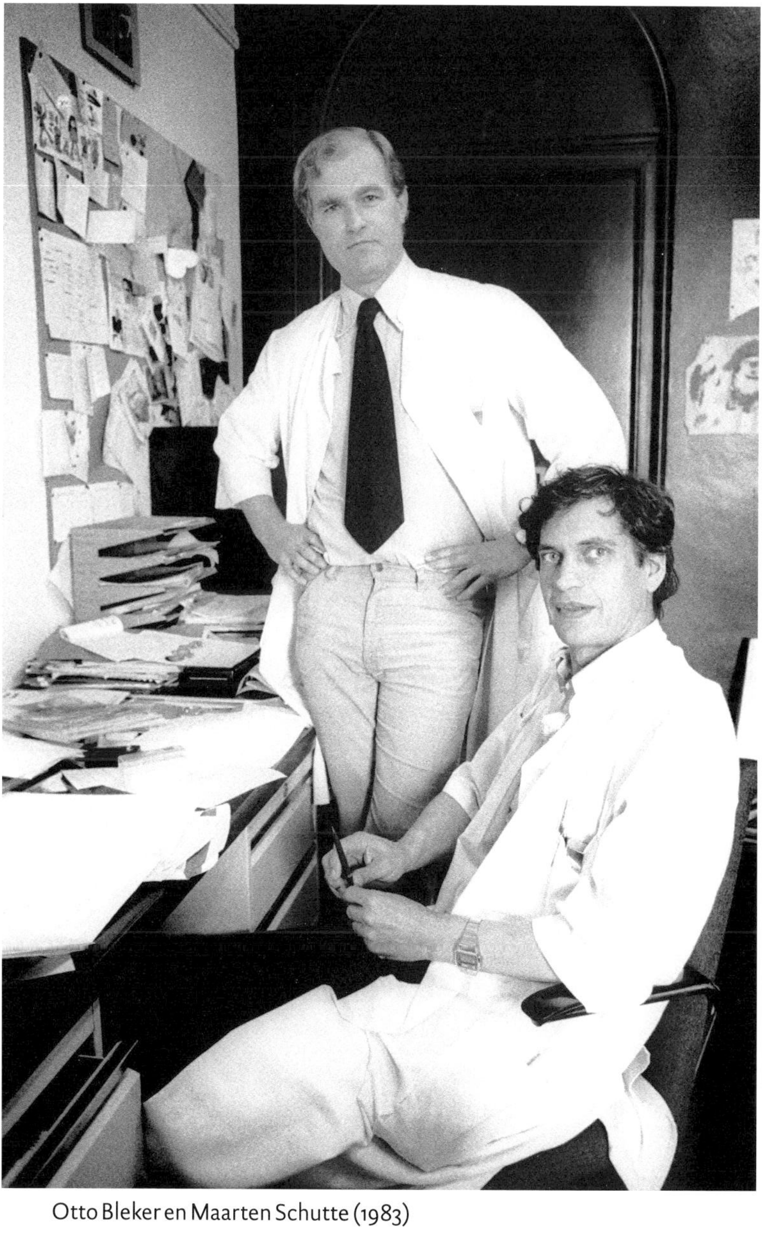

Otto Bleker en Maarten Schutte (1983)

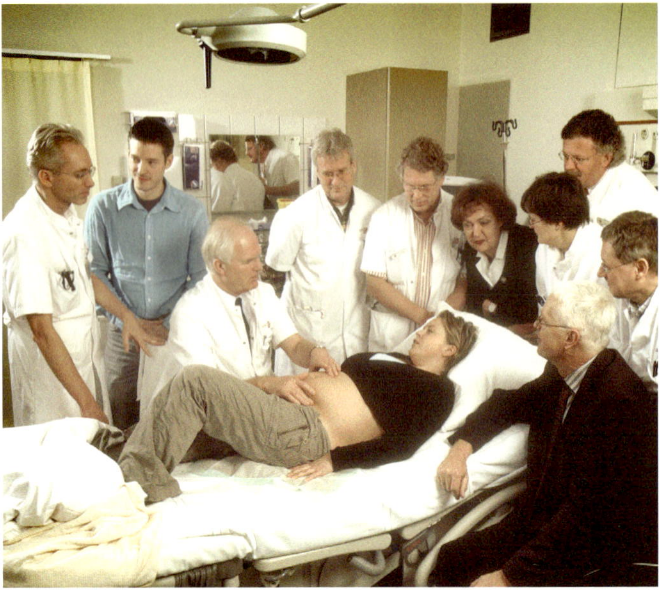

De anatomische les van professor Bleker (2006). Met de klok mee: Van der Post, Repping, Bleker, Tamminga, Boer, Kreijenbroek, Kok, Burger, Van der Veen, Van Lunsen en met buik Petra Kuiper

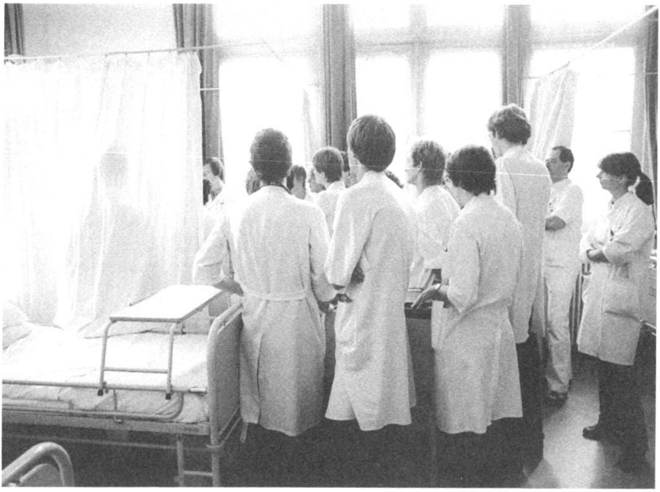

Witte vloed (1983)

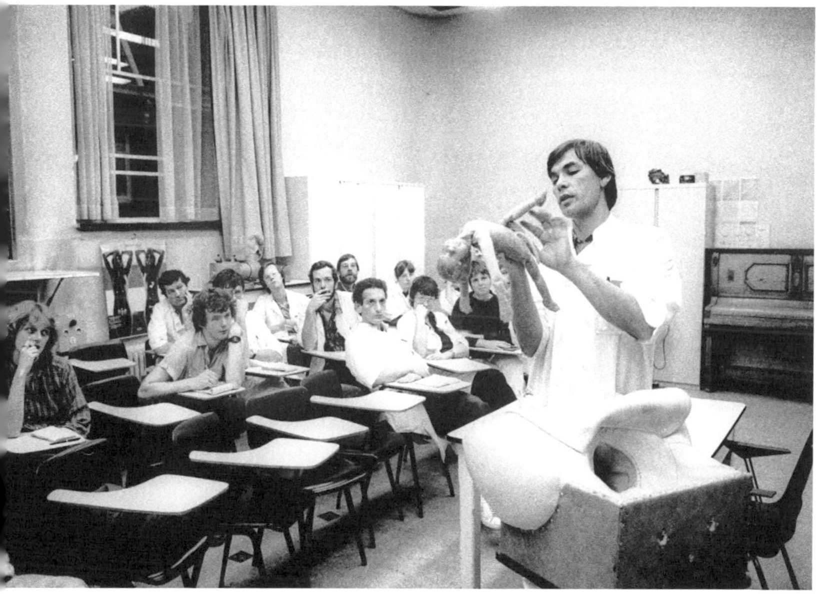

Fantoomcollege van Henk Hogerzeil (1983)

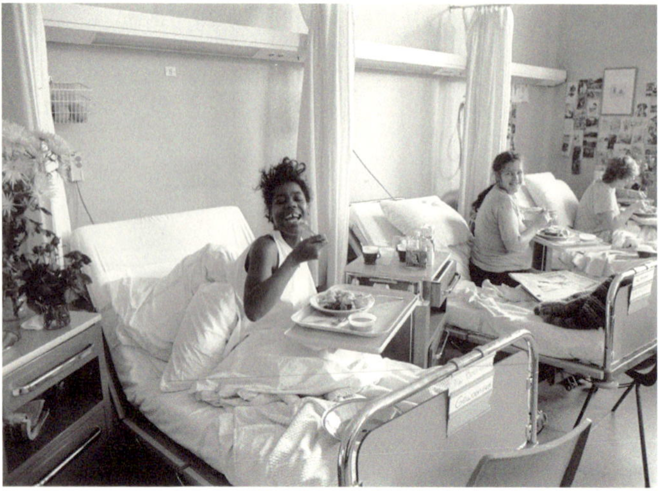

Met z'n allen op een zaal zonder apparaten (1983)

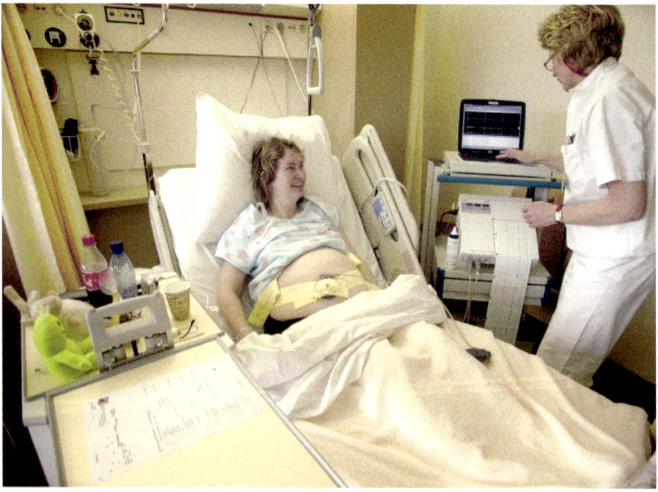

Hooguit met z'n tweeën op een zaal vol apparaten (2006)

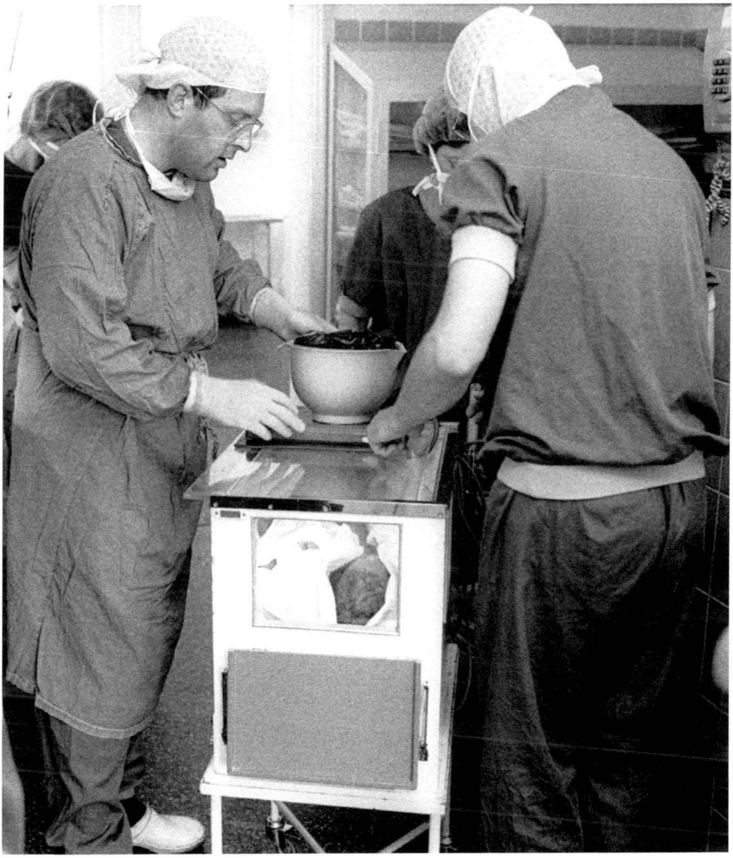

Een pasgeborene op weg naar de couveuseafdeling. Bovenop een beslagkom vol placenta voor onderzoek (1983)

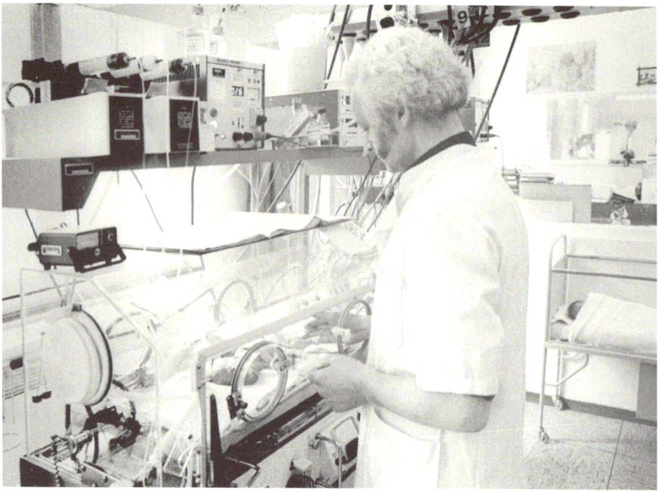

Richard de Leeuw bij een couveuse (1983)

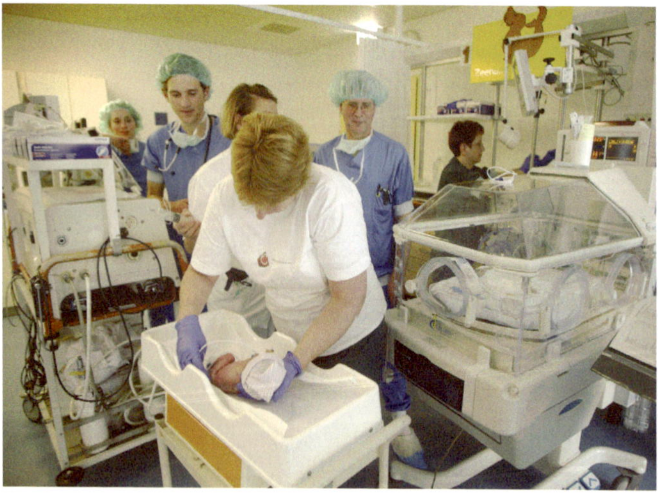

Couveuseafdeling (2006)

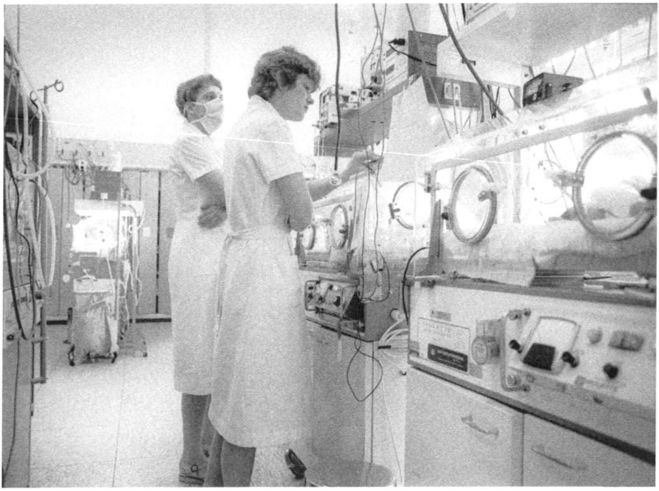

Couveuseafdeling (1983)

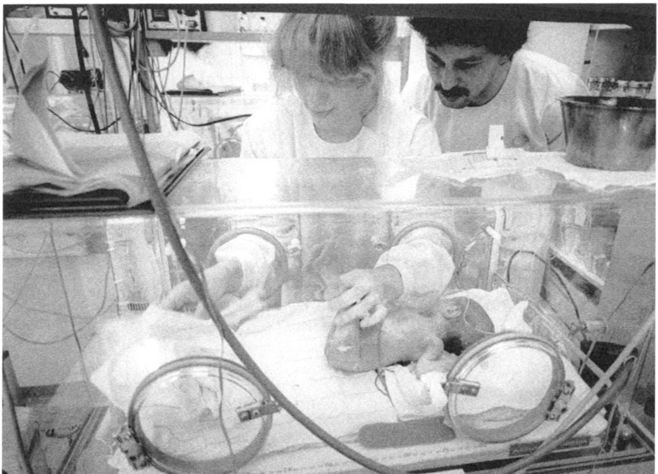

Marja, Laura en Ron op de couveuseafdeling (1983)

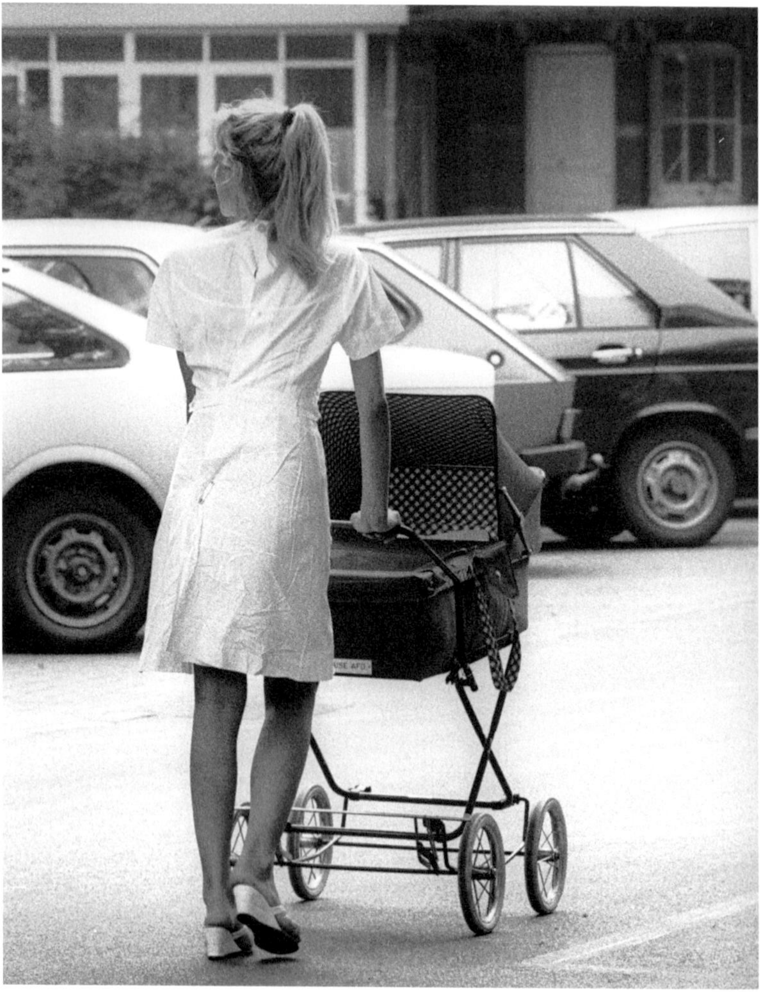

Op weg naar de röntgenafdeling (1983)

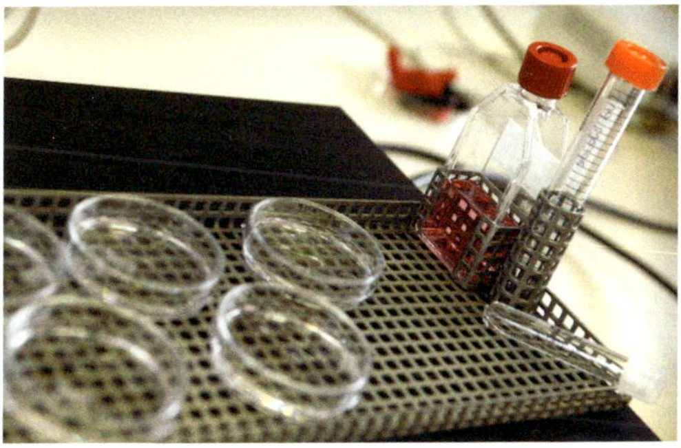

Petrischaaltjes met embryo's wachtend op selectie (2006)

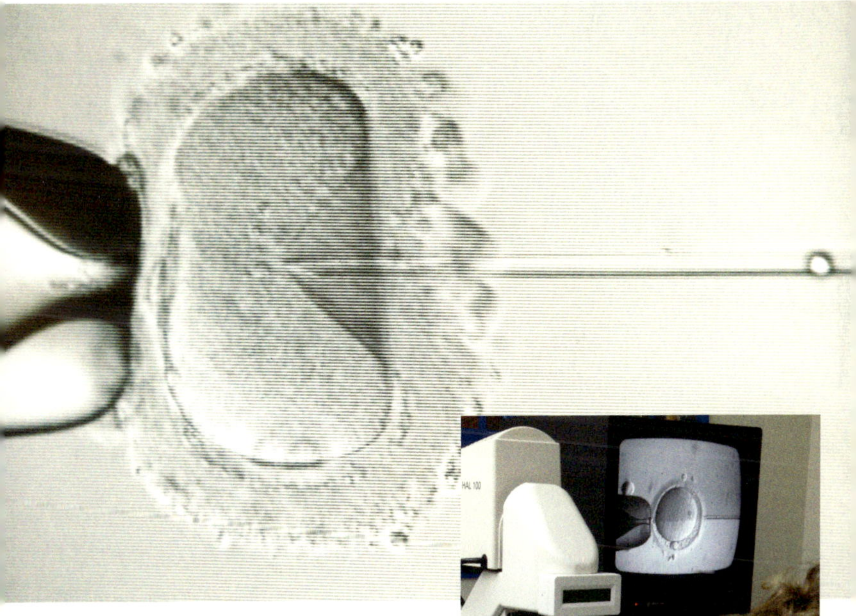

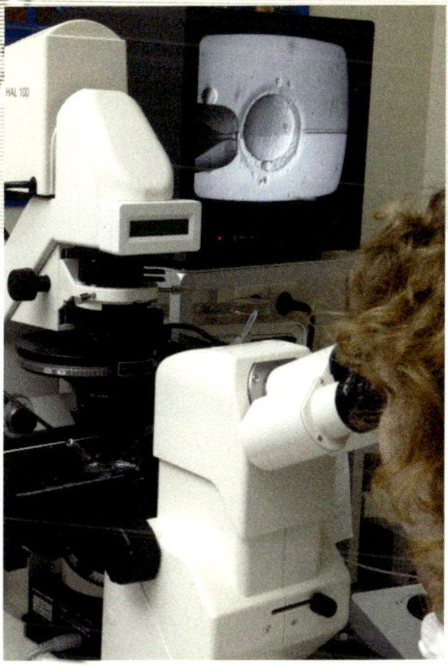

Bevruchting in het laboratorium. Met behulp van een injectienaald dringt een mannelijk zaadje de eicel binnen (icsi) (2006)

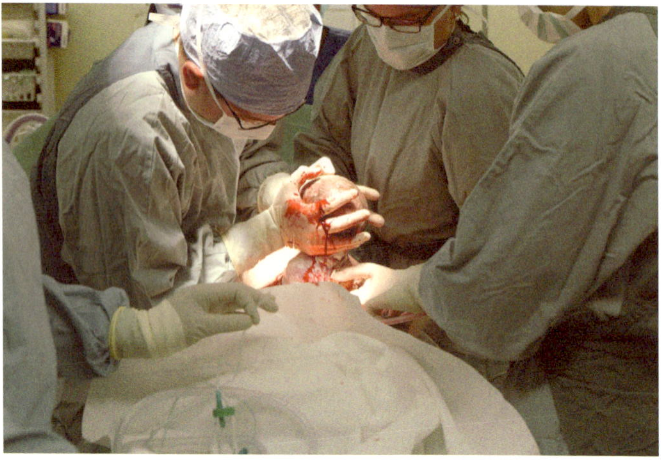

Keizersnee (2006)

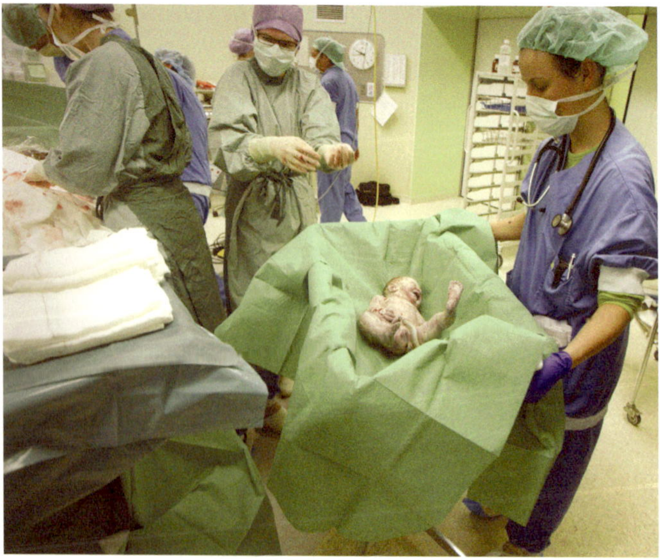

Kort na de keizersnee (2006)

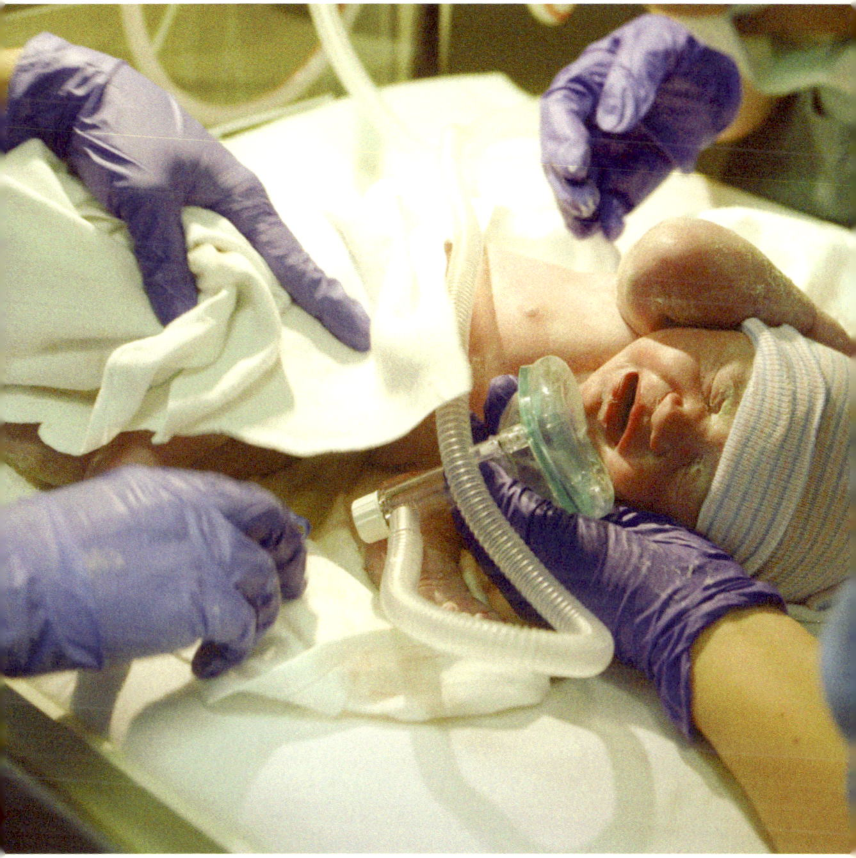

De baby krijgt wat zuurstof (2006)

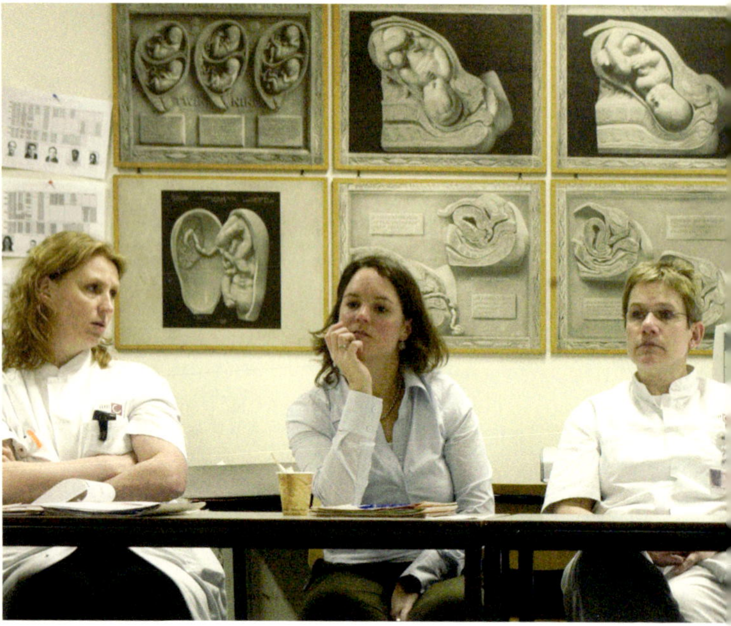

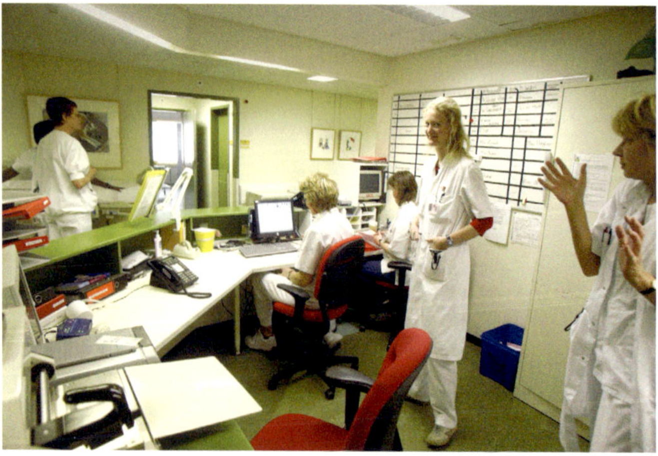

Zusterpost H3 (2006)

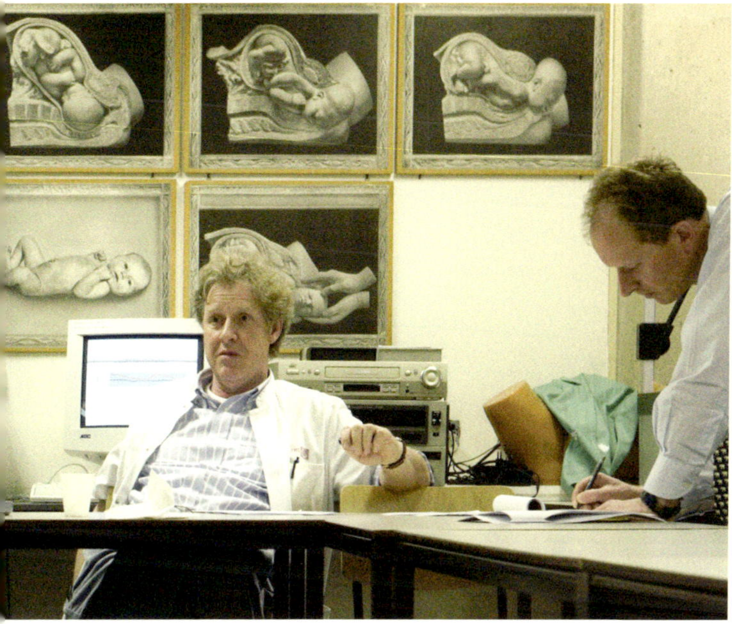

Patiëntenbespreking met presentatie van het 'brieventraject op hoofdlijnen'. Tweede van rechts Pim Ankum (2006)

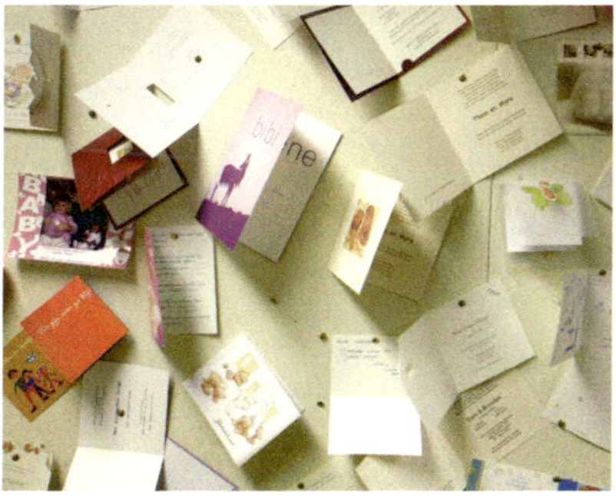

Geboortekaartjes op de afdeling verloskunde H4 (2006)

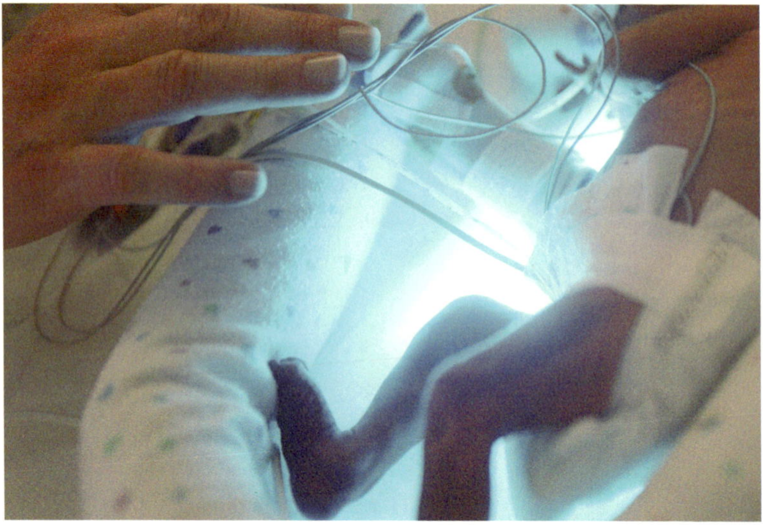

Baby in 'snuggle' op afdeling neonatologie (2006)

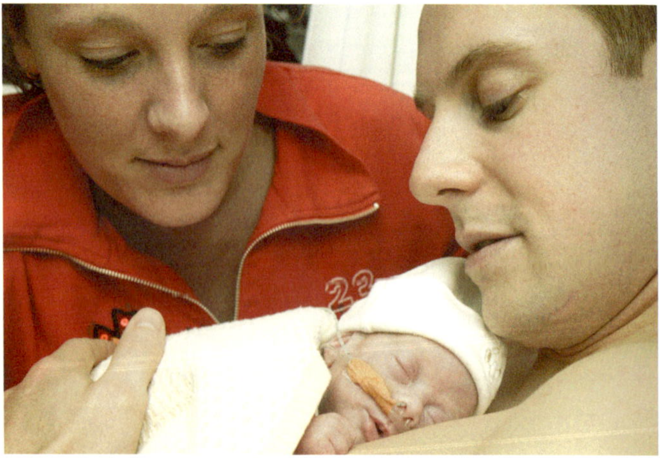

Michiel en Katja 'kangoeroeën' met Isis (2006)

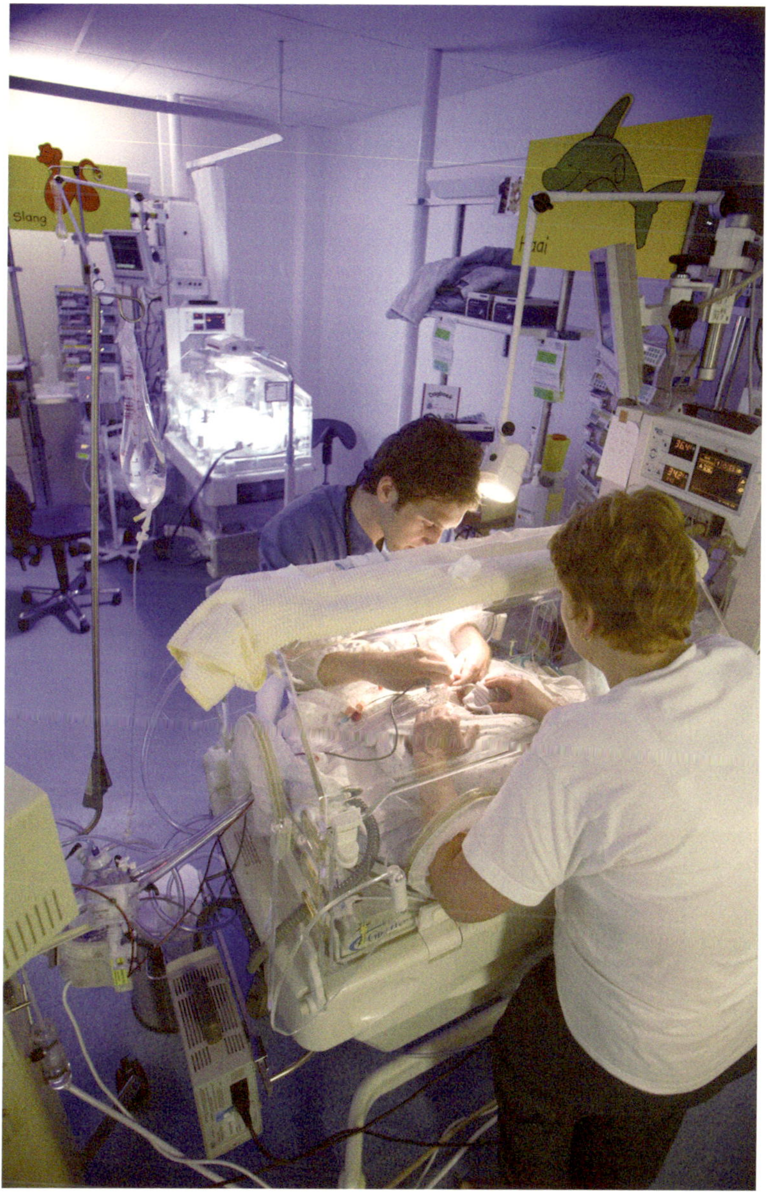

Couveuseafdeling (2006)

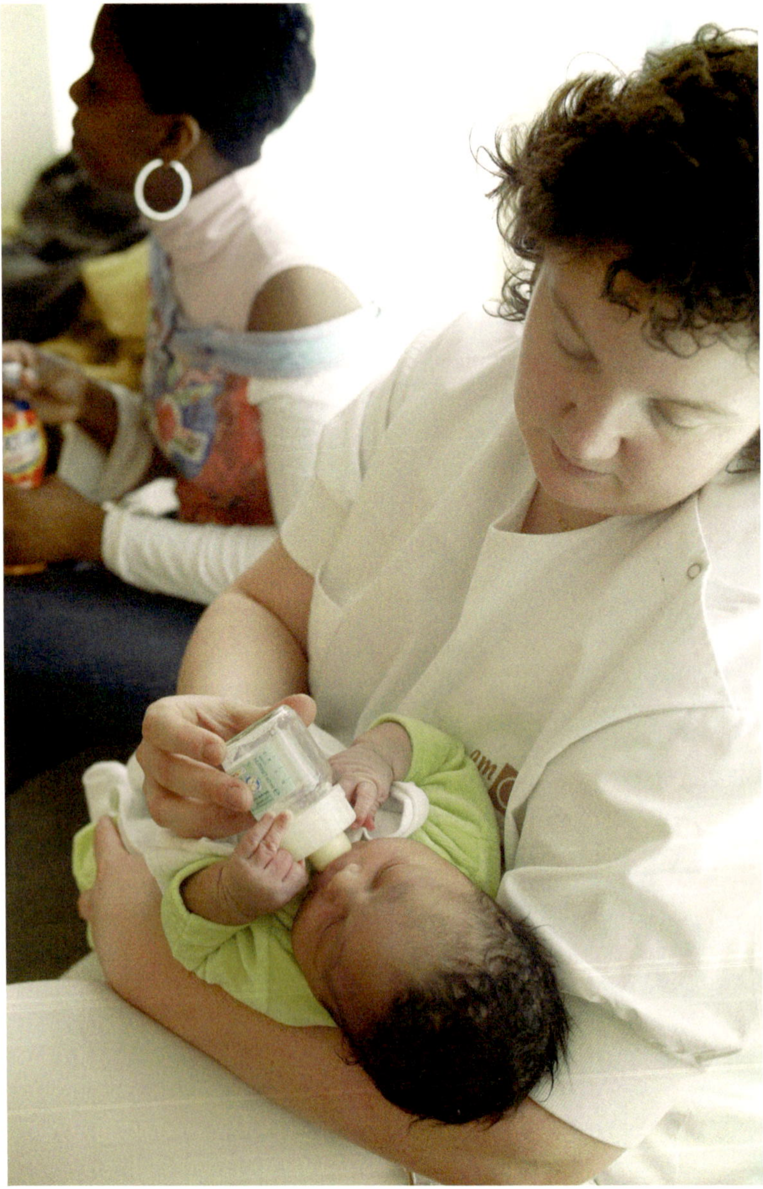

Verpleegkundige Larisa van Tol geeft de fles (2006)

De seksuologen zijn het er niet over eens of incest de laatste tijd vaker voorkomt of dat er meer over wordt gepraat. In ieder geval is incest van vrouwen – vriendin of tweede vrouw met hun stiefzoons – een tamelijk nieuw verschijnsel in de seksuologie. Van Bilderbeek: 'Het incesttaboe moet blijven bestaan, ik vind het spookrijders.'

Wat niet is veranderd is het verbijsterende gebrek aan kennis, dus aan voorlichting op dit terrein. Van Bilderbeek: 'Voorlichting beslaat nog altijd driekwart van mijn spreekuur. De meest voorkomende zinnen blijven: je hoeft niet altijd klaar te komen en je hoeft niet altijd te neuken.' Wibaut, dezelfde markante verschijning als zijn bronzen grootvader in de Wibautstraat: 'Wat nauwelijks is veranderd is het traditionele hanengedrag van mannen dat steeds minder door vrouwen wordt gepikt – een nieuwe bron van conflicten in veel verhoudingen.'

POLI C

Interseksuele meisjes, vrouwen die voortdurend melk produceren, vrouwen met snorren en baarden, meisjes bij wie ten gevolge van kanker baarmoeder en eierstokken zijn weggenomen en die nog moeten uitgroeien tot vrouwen, impotente mannen, vrouwen die niet menstrueren – ze komen allemaal terecht op poli C. De afdeling voortplantingsendocrinologie – alles wat te maken heeft met hormoonstoornissen – en vruchtbaarheidsonderzoek, die is weggemoffeld in een troosteloos zijgangetje tussen de andere, ruimer behuisde poliklinieken. In het gangetje zit de houten bank altijd vol wachtende mensen.

Hoofd van de afdeling Johan Hamerlynck (40) studeerde medicijnen in Gent en is bij prof. Kloosterman in de Vrouwenkliniek opgeleid tot gynaecoloog. Hij werkt half in de Vrouwenkliniek en half in het Antoni van Leeuwenhoekziekenhuis. Zijn vak was in 1983 nieuw en in ontwikkeling. Het begon toen, twintig jaar geleden, met een poli andrologie, waar vruchtbaarheidsstoornissen van de man werden behandeld. De vrouwen gingen apart naar de poli gynaecologie. Langzamerhand kwam men tot de ontdekking dat je beter man en vrouw samen kunt bekijken. Vaak bleken hormonale problemen de oorzaak te zijn van de steriliteit en daar begon de belangstelling voor de geslachtshormonen. Of eigenlijk al veel eerder. Hamerlynck herinnert zich dat hij als klein jongetje in een tijdschrift een plaatje zag van een geslachtsverandering en hoe dat indruk op hem maakte. 'Hormonen hebben me altijd gefascineerd.'

Meer kennis van geslachtshormonen leidde tot behandeling van bijvoorbeeld te sterke beharing bij vrouwen, van galctorrhoea (borsten die chronisch melk produceren), amenorrhoea (niet menstrueren), mannen met baarmoeders en vrouwen met testes.

De laatste tien jaar heeft Johan Hamerlynck vijf of zes 'testiculair gefeminiseerde mannen' op poli C gezien: interseksuele mensen, die als meisje opgegroeid zijn, maar onvruchtbaar zijn, niet menstrueren, wel ballen hebben, maar niet zichtbaar, wel mannelijke hormonen produceren, maar daar niet gevoelig voor zijn, geen beharing hebben en meestal geen borsten.

Johan Hamerlynck: 'Dat is de enige leugen in ons vak, we vertellen altijd alles, maar tegen die meisjes, die als vrouw zijn opgegroeid, zeggen we niet wat er echt aan de hand is.'

Als we zeggen dat we het allemaal nogal bijzonder vinden – net als de mensen die op poli C werken, reageert hij verrast met grote blauwe ogen en zegt met zijn zachte, zuidelijke accent dat ze misschien minder gêne hebben dan de rest van de Vrouwenkliniek. 'Als ik het op de polikliniek over een ochtenderectie heb, vindt de internist dat je daar eigenlijk niet over kunt praten op de poli.'

Hij is gynaecoloog geworden uit belangstelling voor 'het vrouwelijke', het anders-zijn van de vrouw.

Waar zitten de verschillen, waar de overeenkomsten

tussen mannen en vrouwen? Waarom begrijpen mannen en vrouwen elkaar zo vaak niet? Is de kloof tussen beiden terug te voeren tot hun rol in de voortplanting, of is die kloof veel dieper, veel breder en voor sommigen niet te overbruggen, zodat mannen het soms bij mannen houden en vrouwen bij vrouwen?

Over zijn specialisme: 'We moeten goed nadenken wat we doen. Er zit een psychische factor in ons werk, maar hoe of wat...? We weten alleen dat bij konijnen de zaadcellen niet in de eileider komen als er een kat in de buurt is. We weten dat bij de mensen spasmen in de eileiders bestaan, maar we weten absoluut niet wanneer dat mechanisme optreedt. Iedereen die in de onvruchtbaarheid zit, weet dat het voorkomt dat een echtpaar zeshoog in de Bijlmer kinderloos blijft, maar in Nigtevecht in een eigen huis met een tuin zó zwanger is. Er is geen wetmatigheid. Soms is het maken van een afspraak op poli C al voldoende om zwanger te worden. We hebben hier een vrouw die niet ovuleert in de maand waarin ze geïnsemineerd wordt, maar als ze gewoon thuis is, is er niets aan de hand.'

Hij stopt even en vraagt in zijn mooie Vlaamse Nederlands of het niet te rap gaat. Het geeft ons tijd om over te gaan op de perfecte hormonale anticonceptie – komt daar nog wat van?

Die kennis blijkt heel snel te gaan: 'Een hormoon dat die klok bestuurt, kan heel gemakkelijk gemaakt worden, is er eigenlijk al.'

Hamerlynck: 'Menstrueren is eigenlijk een ziekte, het is nergens voor nodig, het is alleen maar lastig. Vrouwen ovuleren en menstrueren honderden keren te veel.' Hij voorspelt dat het niet lang meer zal duren dat bij iedere vrouw een hormonale situatie gecreëerd kan worden, zoals die bestaat tijdens de borstvoeding, maar dan zonder melkproductie. Geen menstruaties en geen vruchtbaarheid zolang de vrouw geen kinderen wil. 'Ik geloof dat de wereld een heel stuk vooruitgaat als vrouwen niet meer gehinderd worden door hun leeuwendeel in de voortplanting.'

Belangrijk onderdeel van het werk op poli C is de kunstmatige inseminatie met het sperma van een donor – KID. In de criteria voor aannemen en afwijzen van patiënten leven nog de ideeën van Kloosterman en seksuoloog Van Emde Boas voort: zijn de verzoekers in staat het kind 'een warm nest' te bieden.

Lesbische en alleenstaande vrouwen kunnen dat kennelijk niet – die worden in de Vrouwenkliniek niet geïnsemineerd. Ook voor anderen is KID niet een kwestie van binnenlopen en een strootje halen: alle aanvragers praten eerst met een van de gynaecologen en de maatschappelijk werkster.

Hamerlynck: 'We zijn in bespreking over de inseminatie van alleenstaande en lesbische vrouwen. Ik geloof dat het wel komt. Je moet alleen goed weten waaraan je begint, de maatschappelijke consequenties kunnen groot zijn, denk maar aan wat er allemaal volgde toen Kloosterman in een academisch ziekenhuis aan abortus op sociale indicatie begon.

Ik zou geen moeite hebben met lesbiennes en ik zou ook niet tegen een alleenstaande zijn als ze veel stabiele connecties heeft, een broer boven bijvoorbeeld en een zusje beneden.'

En als om te bewijzen dat hij het goed voorheeft met alleenstaande vrouwen die een kind willen, maakt hij een vergelijking met een matriarchale kudde olifanten: 'Die wijfjes verlaten even de kudde en laten zich door een loslopende mannetjesolifant bevruchten. Zo zijn er natuurlijk ook vrouwen die niets meer willen dan het sperma van een anonieme donor.'

Het eerste wat we zien in het ontvangkamertje van poli C is een potje van Hak witte bonen in tomatensaus, het gehavende etiket zit er nog op. Erin zit een flinke bloederige klont: een spontane abortus die iemand die ochtend – ongetwijfeld bedroefd – heeft gebracht voor onderzoek. Zodra de klont is overgedaan in een zakelijk plastic bekertje met formaline, klaar voor de patholoog anatoom, is het ineens veel anoniemer.

Het is druk in het ontvangkamertje, patiënten lopen af en aan en gynaecoloog Henk Hogerzeil (39) moet steeds vragen of de mensen in het gangetje willen wachten. Het enige aardige in het kamertje is Huby Heeger (46), die de afspraken regelt. Op haar bureau liggen een paar doosjes medicijnen.

'Daar staat voor een paar honderd gulden. Vroeger gaven we dat de mensen gewoon mee, tot iemand zich realiseerde wat dat allemaal kostte.' Nu krijgen de mensen een recept, en brengen hun medicijnen mee, die Huby voor hen bewaart in een oud ijskastje vol doosjes hormonen en zwangerschapstestjes. Boven op de ijskast staat een pruttelend koffieapparaat.

Er komt een mediterraan meisje van een jaar of achttien binnen met haar moeder – om te vertalen. Ze is een vaste klant: haar moeder moet zwanger worden en dat lukt maar niet. Huby: 'Als ze opbelt, moppert ze wel es dat ze steeds mee moet, het lijkt me ook vervelend als je steeds moet vertellen wanneer je moeder de laatste menstruatie had en haar moet zeggen wanneer en hoe ze gemeenschap moet hebben.'

ONVRUCHTBARE MANNEN

Radioloog Pieter Marsman (34) komt statussen halen van mannen die hij behandeld heeft voor een spatader bij hun teelballen. Hij heeft een bijzondere methode ontwikkeld om hen van die spatader af te helpen met het doel hun vruchtbaarheid te verbeteren. Hij doet dat door een metalen spiraaltje van ongeveer vijf millimeter in het toevoervat van de spatader te plaatsen, waardoor de spatader verdwijnt. Dat gebeurt onder plaatselijke verdoving en twee uur later mag de patiënt weer lopend naar huis. Operatie en dus narcose en opname is ook hier niet langer nodig. Omdat het onder röntgendoorlichting gebeurt, is alles ook voor de patiënt, als hij dat wil, op een monitor te zien. De eerste kinderen van mannen die op deze wijze van hun onvruchtbaarheid zijn afgeholpen, zijn al geboren.

Hij is de eerste die deze ingreep in Nederland heeft gedaan. Het komt nog steeds voor dat mannen met zo'n spatader bij hem komen nadat hun vrouw elders bijna binnenstebuiten is gekeerd om de oorzaak van de onvruchtbaarheid op te sporen.

Intussen bekijkt Hogerzeil een preparaat van het baarmoederhalsslijm van een vrouw, gemaakt kort nadat ze gemeenschap heeft gehad met haar man – althans gemeenschap heeft gehad. Het ziet er weinig hoopvol uit, weinig goede zwemmers. Door de microscoop zien we één zielig visje, zich wanhopig een weg zoekend in het taaie baarmoederhalsslijm.

Er komt een man binnen, die model kan hebben gestaan voor Kees van Kootens vieze man. Uit zijn jaszak tovert hij een potje in onze ogen duidelijk ongezond sperma tevoorschijn – donkergeel. Het gaat meteen door naar het laboratorium.

Huby Heeger: 'Als ze 's ochtends zo'n warm potje aan me geven, houd ik het altijd een beetje weg. Ik vind het toch een intiem vloeistofje.' We vragen aan Huby of het werk hier haar eigen kinderwens heeft beïnvloed. 'Nee, helemaal niet, soms zie je mensen die hier al jarenlang uit alle macht proberen kinderen te krijgen, helemaal verchagrijnen. Ik heb dat nooit gehad. Ik begrijp niet dat mensen hun leven zo vergallen.'

SPERMALAB

Chef van het laboratorium waar sperma onderzocht en bewaard wordt is Nanda van Amstel (50), klein en kittig, van oorsprong doktersassistente. Ze heeft zichzelf het 'spermavak' geleerd in het Antoni van Leeuwenhoekhuis, waar ze wegging 'omdat sperma niets te maken had met kanker'. Nu werkt ze weer samen met het Antoni van Leeuwenhoekhuis omdat ze het sperma invriest van jongens die voor kanker bestraald moeten worden en kans lopen onvruchtbaar te worden. Ze krijgt jongens van vijftien, zestien jaar met het verzoek hun sperma in te vriezen. Het eerste kindje is al op die manier gezond geboren.

Het spermalaboratorium is – in vergelijking met de rest van de Vrouwenkliniek – tamelijk ruim, licht en ordelijk. Het ruikt er noch naar zaad, noch naar gebruikelijker laboratoriumluchtjes. Aan de muur hangt een flinke pik van brood met een lintje eromheen, een cadeau van seksuoloog Frank Wibaut bij de opening van de polikliniek. Tegen een andere muur een reclamebord voor *seed distributors*. Op de deur veel meer of minder dubbelzinnige kaarten, die betrekking hebben op zaad en seks, getuigenissen van de persoonlijke band van de donors met het lab of liever gezegd met Nanda, die haar donors hoedt als een kudde.

Ze kent alle donors en probeert mannen te vinden, die zoveel mogelijk op de ouders lijken. In de beginjaren van de KID haalde ze de buit zelf op, iedere dag, ook 's zondags, in haar oude eend.

'Dat was leuk bij die mensen thuis.'

Wilden ze nooit met jou?

'Een enkele perverse jongen, maar die schafte ik zo gauw mogelijk af.'

Ze heeft nu zestig donors, dat zijn er te weinig. Een advertentie in *Folia Civitatis* leverde honderdtwintig mensen op, maar daarvan valt driekwart af doordat hun sperma niet is bestand tegen invriezen (wat niet betekent dat ze niet vruchtbaar zijn) of doordat er afwijkingen zijn in de familie.

Uit gebrek aan ruimte trekken de donors zich terug in de wc, met hun potje. In het AMC is er een speciaal kamertje voor, maar dat moeten de heren wel delen met de tolkentelefoon.

De verhuizers wilden er een grote tafel in zetten, maar de donors geven de voorkeur aan comfortabele stoelen, pornoblaadjes, een wastafel, gordijnen en een slot op de deur. Een donor verlangde een spiegel – omdat het dan gemakkelijker zou gaan.

Tegen een muur van het laboratorium naast de vriestank hangt een groot planbord, waarop alle donors en hun voorraad zijn uitgezet. Voor ons volstrekt onbegrijpelijk, maar Nanda van Amstel weet precies welke donor achter welke kleur schuilgaat en vooral achter welke kleur de zwarte donors zitten. Ze heeft 'zwart goud' in haar tank – een wonder: zwarte donors zijn moeilijk te vinden. Hun strootjes zijn extra gemerkt om te voorkomen dat witte ouders een zwart kind krijgen.

Ze ziet duidelijk op het planbord welke donors zich hebben teruggetrokken – meestal doordat ze een verhouding beginnen en de nieuwe vriendin het niet leuk vindt. Ze wijst bedroefd de laatste 'strootjes' van hen aan.

Een ejaculaat is doorgaans genoeg om vier strootjes te vullen. Nanda levert ze op verzoek aan een gynaecologe in de stad, die ook lesbische paren en alleenstaande vrouwen insemineert, en aan ziekenhuizen door het hele land. Maar mondjesmaat, er wordt heel zuinig met het zaad omgesprongen. Er is een wachtlijst van zeventig mensen en een minimale wachttijd van zes maanden omdat het laboratorium de grote hoeveelheid aanvragen niet aankan.

Op de wekelijkse poli C-bespreking tussen de middag wordt de inseminatietechniek besproken: de ene keer kost het meer zaad dan de andere, Nanda maakt zich zorgen daarover. Ze spreekt de artsen aan met 'lieverd' – de enige plek in de Vrouwenkliniek waar we dat hoorden. Hamerlynck adviseert de strootjes dieper in te brengen en mengsperma te gebruiken. Bij dieren werkt het in ieder geval beter. Hogerzeil stelt lachend voor mengsperma te nemen 'drie strootjes, een kapje eroverheen en een uur laten liggen'.

Tot nu toe wordt pas mengsperma gebruikt als een vrouw na negen cycli nog niet zwanger is. Het gaat dan om de laatste drie cycli, want er wordt niet langer dan een jaar geïnsemineerd. De helft van de cliëntèle krijgt een tankje – zeventienhonderd gulden per stuk – mee naar huis en insemineert zelf. De andere helft wordt in de Vrouwenkliniek behandeld. Na zes cycli worden de rollen omgedraaid. Iedere nieuwkomer trekt 'het envelopje van Henk' (Hogerzeil) om te zien wat het wordt: thuis of in de kliniek. Niemand durft er een uitspraak over te doen maar soms zijn de resultaten thuis aanwijsbaar beter.

Nieuwkomers in dit veld zijn de paren waarvan de man zich heeft laten steriliseren en spijt krijgt: de spijtoptanten. Tot voor kort kwamen ze na een mislukte herstel-operatie niet in aanmerking voor KID – er zijn al zo veel wachtenden. De laatste tijd worden ze toch in behandeling genomen.

Elly Visser, maatschappelijk werkster: 'Het valt me op hoe onbewust mensen leven, ze realiseren zich niet wat de consequenties zijn van sterilisatie.' Als voorbeeld geeft ze de aanvraag van een vrouw van wie ze sterk de indruk heeft dat ze haar kinderen klein wil houden. Zodra de jongste dat stadium te boven is, wil ze weer een kind, maar ze heeft zich dat niet gerealiseerd toen haar man zich liet steriliseren.

'Een kind moet echt gewenst zijn, dat staat bij mij voorop. Ik werp me op als beschermer van het kind, ze zal dat kind vast wel krijgen, maar ik houd mijn twijfels.'

TWEE HOOGLERAREN

Met het vertrek van Kloosterman in 1983 is ook in Amsterdam de leerstoel gynaecologie opgedeeld: Treffers op verloskunde en Lammes op gynaecologie.

Professor F.B. Lammes (49) – ook voor zijn assistenten professor – en de enige die in dichtgeknoopte witte jas, witte broek en witte schoenen loopt, studeerde medicijnen in Leiden en werkte in het Zuiderziekenhuis in Rotterdam, met als specialisatie oncologie.

Hij moet het moeilijk hebben zich vaste grond onder de voeten te verwerven in de Vrouwenkliniek. Gesloten en formeel als hij is, treft hij ook nog een staf van eigenzinnige types aan die gewend zijn zonder prikklok hun eigen gang te gaan. (Kloosterman: 'Ik wilde zoveel mogelijk vogels van diverse pluimage en ik ging ervan uit dat iedereen zijn best deed.')

Lammes: 'Verloskunde heeft hier altijd vooropgestaan, de meer technische facetten van de gynaecologie kwamen niet aan de orde. Gynaecologie is meer dan oncologie (kanker), wat het tot nu toe hier was.'

Als voorbeelden van die meer technische facetten noemt hij – op ons aandringen – het weer invoeren van de colposcopie (de vroege diagnose van baarmoederhalskanker met behulp van een kijkermicroscoop), de poliklinische sterilisatie van vrouwen onder plaatselijke verdoving, kindergynaecologie (de behandeling van kinderen met een niet duidelijk geslacht bij de geboorte), genitale infecties. Het hoort er allemaal bij.

'Nog een belangrijk aspect van de gynaecologie: we krijgen in de Vrouwenkliniek veel slachtoffers van verkrachting, er bestaat hier geen protocol voor, iedereen doet wat hem of haar het beste uitkomt. De vrouw moet worden opgevangen, er moet deskundig worden bekeken of ze zwanger is, of er iets beschadigd is, of ze geslachtsziekte heeft.'

Hij heeft, zoals elke ambitieuze nieuwkomer, veel plannen – een kliniek waar kwaliteit vooropstaat. 'Bij gynaecologie gaat het vaak nog op z'n janboerenfluitjes. Er is een evenwicht nodig tussen goede knowhow en de manier waarop mensen met elkaar omgaan – het is hier vaak te vrijblijvend, iedereen is content maar als je doorprikt, blijkt dat het beter had gekund. Er mankeert toch nog heel veel aan de opleiding van gynaecologen.'

Vrijwel meteen na zijn komst begon hij met het intensiveren van het onderwijs aan coassistenten, wat hem in grote dank is afgenomen. Zijn pogingen om de discipline te vergroten, wekken ergernis.

'Kanker ontstaat niet van de ene dag op de andere, er is een breed terrein tussen wit – niets aan de hand – en zwart – kanker.' Lammes legt uit tussen twee patiënten op de poli gynaecologie hoe hij laveert tussen Scylla en Charibdis – tussen onderdiagnostiek en overbehandeling.

De ene patiënt is net van de gynaecologische stoel opgestaan, nog niet helemaal gerustgesteld: 'Als er iets geks is, hoort u het binnen veertien dagen.' Met behulp van de colposcoop heeft Lammes een klein wit plekje net binnen de baarmoedermond in het cervixkanaal weggehaald, 'een hapje genomen' in gynaecologenjargon.

Lammes: 'Het uitstrijkje fungeert als zeef, het selecteert de vrouwen uit met een afwijking aan de baarmoedermond, maar je weet niet precies hoe ernstig het is. Als je ieder verdacht plekje wilt behandelen, opereer je te veel, als je te voorzichtig bent, laat je misschien iets zitten wat later ellende geeft. Met de colposcoop vermijd je te vergaande ingrepen. Zonder colposcoop had ik deze vrouw moeten opnemen en het stukje van de baarmoedermond operatief moeten weghalen, nu kunnen we het kleine zieke plekje poliklinisch bevriezen. Als de verdachte plek groter is, halen we een kegeltje weg, een conisatie.'

Met toestemming van de volgende patiënt, die eerst zelf met behulp van een spiegel heeft gekeken, laat hij ons door de colposcoop meekijken: de baarmoedermond lijkt het meest op het kopje van een penis.

Lammes: 'Vroeger, zonder colposcoop werkte je ongericht en was de kans dat je ernaast zat, groot.'

AVRUEL

Tijdens het bewind van de vorige hoogleraar, Kloosterman, lag de meeste nadruk op de verloskunde (voorganger Van Bouwdijk Bastiaanse tegen zijn staf ter gelegenheid van de nieuwe benoeming: 'Jullie krijgen nu een heel aardige vroedvrouw').

Wat gynaecologie betreft, zal Kloostermans naam voortbestaan omdat hij abortus uit de criminele sfeer haalde, gynaecologie had niet zijn eerste belangstelling. Desondanks bood hij stafleden wier hart daarnaar uitging de mogelijkheid de onder Van Bouwdijk begonnen specialité van het huis te vervolmaken: de *avruel* (abdomino vaginale radicale uterus extirpatie lymfadenectomie). Een zeer specialistische operatie van baarmoederhalskanker, die behalve in de Vrouwenkliniek, in Nederland alleen in het Antoni van Leeuwenhoekhuis in Amsterdam en in Heerlen wordt gedaan.

Het is een ingrijpende operatie, waarbij eerst via de buik (abdominaal) en dan door de schede, baarmoeder, eileiders, eierstokken, delen van het parametrium – het weefsel tussen baarmoeder en bekkenwand – en het bovenste deel van de schede worden weggehaald.

Ketting, Van Wayjen-Eecen en Bleker zijn de enige gynaecologen in de Vrouwenkliniek die deze operatie beheersen ('Big Van Wayjen opereert alsof ze borduurt' – Kloosterman). Ketting begint om halfnegen te opereren – het is een langdurige operatie die tot halftwee duurt. Hij werkt met kennelijk plezier in zijn vak: geconcentreerd, maar niet gespannen. Als het tweede, vaginale gedeelte begint, zegt Bleker, chef de clinique gynaecologie en onze gids in de operatiekamer, dat we beter even koffie kunnen gaan drinken. 'De patiënt moet het liever zelf ook niet zien, het is een naar gezicht.' In plaats van beensteunen is er een soort hek, waar de benen met riemen vastgebonden, overheen hangen.

De operatie is gebaseerd op de techniek van twee Weense gynaecologen uit het begin van deze eeuw: Schauta, die een voorstander was van de vaginale operatie, en zijn leerling Wertheim, die meer zag in de buikoperatie. Hoogleraar Van Bouwdijk leerde voor de oorlog in Wenen de operatie van Schauta en heeft er furore mee gemaakt: 'De grootste artsen over de hele wereld heeft hij geleerd baarmoederhalskanker te opereren' (Van Wayjen).

Onder Kloosterman ontwikkelde J.S. Sindran, toen chef de clinique en een leerling van Van Bouwdijk, een operatie die de voordelen van de buik- en de vaginale operatie verenigt: de avruel. De nieuw benoemde hoogleraar Lammes is voorstander van een variant van de buikoperatie die hij in Japan bij Okabayashi leerde en waarbij meer gebruik wordt gemaakt van de anatomische ruimte in het bekken en de schede minder hoeft te worden ingekort.

Er wordt nu om en om geopereerd, als het aan Lammes ligt, zullen in de toekomst alleen vrouwen met kanker in een ver stadium geopereerd worden met de avruel en de overige patiënten met de Japanse methode. Een beslissing die binnenshuis pijnlijk ligt. Ketting en Van Wayjen hebben de avruel in dit huis groot gemaakt en de Vrouwenkliniek zijn faam op dit gebied gegeven.

KNIKKERPUTJE

Lammes: 'De resultaten van beide operaties worden nu vergeleken. De Japanse methode is "sparender" en er is minder bloedverlies. Klachten over incontinentie zijn niet te vermijden.' Over moeilijkheden bij het vrijen zwijgt hij.

Als we Bleker zeggen dat ons dat toch wel een hoge prijs lijkt, moeten we niet vergeten dat het alternatief is doodgaan, terwijl dankzij de operatie driekwart van de vrouwen met baarmoederhalskanker in een vergevorderd stadium blijft leven.

Maar hoe. De eerste twee jaar na de operatie hebben de meeste vrouwen moeite met het legen van hun blaas, ze zijn voortdurend nat en moeten zich met luiers behelpen. De ingekorte schede geeft bijna altijd moeilijkheden bij vrijen.

De artsen stappen er soms wat luchtigjes overheen, maar van de maatschappelijk werksters die de patiënten voor en na de operatie opvangen, hoorden we dat sommige vrouwen cynisch praten over hun 'knikkerputje'. Na twee jaar verminderen de klachten bij jonge vrouwen, maar tien procent van de geopereerde vrouwen komt er nooit meer vanaf.

Een videoband van een bijeenkomst van ex-patiënten moet artsen, coassistenten en verpleging een beter beeld geven van de betekenis van de operatie voor vrouwen. Het is geen vrolijke kost: een vrouw vertelt hoe ze niet meer durft te hollen met haar kinderen omdat ze bang is urine te verliezen en hoe ze 's ochtends eerder dan normaal naar haar werk vertrekt om nog een schone luier aan te kunnen doen. Bijna alle vrouwen klagen over de last en de warmte veroorzaakt door een luier en een plastic slip onder je kleren.

Een bloeiende jonge vrouw praat over haar eeuwigdurende angst dat ze stinkt omdat ze 's nachts in bed altijd urine verliest. Ze is drie jaar geleden geopereerd, maar bij het vrijen plast ze nog steeds, waardoor ze in het begin niet klaar kon komen. Haar man vindt het wel lief, zo'n warm straaltje.

Het is mogelijk om met speciale stiften de vagina op te rekken en te voorkomen dat de schedewanden verkleven. Veel vrouwen vinden het moeilijk daarover met de gynaecoloog te praten. En dat blijkt wederzijds te zijn, ook de gynaecologen praten als het even kan liever niet over de seksuele gevolgen van deze ingrijpende operatie.

Een van de eigenschappen die de hoogleraren Treub en Kloosterman gemeen hadden, was een zeldzaam talent voor het aantrekken van eigenzinnige vrouwen in hun staf.

Een van hen is gynaecologe Hanna der Weduwen (54), die onder Kloosterman naar de Vrouwenkliniek kwam. ('Een ding professor, ik wil één middag in de week vrij om een jurk te kopen of de stad in te gaan.' Het leek haar belangrijk dat maar meteen te zeggen want toen ze op Kloosterman zat te wachten, zag ze in de gang een vrouw uit zijn staf die er zeer onverzorgd uitzag.)

Nieuwjaarsdag 1959 nam ze haar intrek in de Vrouwenkliniek – metterwoon, wat toen nog gebruikelijk was; ze is de enige die er tot de verhuizing naar het Academisch Medisch Centrum zou blijven wonen.

Haar voetstappen op de gang hebben veel assistenten met dienst uit de slaap gehouden en menige op ontluiken staande romance in de kiem gesmoord. 'Die jongens zijn moe, dan zijn ze een gemakkelijke prooi. In zo'n geval liep ik maar eens extra over de gang.'

Der Weduwen is een vrouw die ieder kind zich als tante zou wensen, rond en gezellig: tante Pollewop. Ze behandelt vrouwen met plasklachten, onder meer na de radicale operaties van baarmoederhalskanker.

'Ik zag hoe die vrouwen, die altijd nat waren, bedreigd waren in hun maatschappelijke situatie. Het is heel moeilijk om een neurologisch gestoorde blaas operatief weer goed te krijgen, in mijn ervaring kan maar een derde van alle plasklachten gemakkelijk operatief verholpen worden. Ik zet mijn schouders eronder, maar ik zeg altijd tegen de vrouwen: uw bekkenbodem kan er ook onder – met fysiotherapie en goede voorlichting kan ook wat bereikt worden.'

Ze behandelt haar patiënten in een klein, rommelig kamertje met veel simpeler gereedschap dan de meeste urologen gebruiken: 'Die moderne apparatuur is maar onhandig.' Na de verhuizing zal ze er toch aan moeten: een dergelijk kamertje lijkt onmogelijk in die hypermoderne omgeving.

Der Weduwen: 'De moderne apparatuur ziet er wel leuk uit en het bevredigt de behoefte aan registratie: er rollen prachtige curves uit de urethro-cysto-dynamograaf (een apparaat dat onder andere de druk in de blaas en de mate van spanning van de sluitspier meet), 'maar wanneer je echt wilt weten wanneer iemand nat wordt, moet je toch komen aanhollen om zelf te kijken, dat kan de machine niet.' Patiënten op hun gemak stellen, hun achtergronden leren kennen, vindt ze belangrijker. 'Vaak zit er een grote psychische component achter: zoals je mensen hebt die hun spanning afreageren met hoofdpijn, zijn er ook die dat doen door vaak te plassen.'

Het steriele water dat nodig is voor urologisch onderzoek komt bij de meeste urologen uit een tank verstopt in het plafond van de kamer en verdwijnt na gebruik even onopvallend in een putje in de vloer. Bij Der Weduwen komt het nog uit flessen en verdwijnt in een oude emaillen emmer. Die moet natuurlijk iedere dag worden schoongemaakt, maar door wie? Door de schoonmakers? Nee, want hij hoort bij het onderzoek. Door de verpleegkundigen dus. Nee, want hij staat op de grond, en dan hoort het niet tot hun werk. Ze maakt dus zelf de emmer schoon.

Sterilisatie onder plaatselijke verdoving is een van de nouveautés van de nieuwe hoogleraar Lammes. In het Academisch Medisch Centrum gebeurt het poliklinisch – voor wie dat wil – in een speciaal daarvoor bestemde ruimte, met de arts en één verpleegkundige gewoon in witte jassen en niet meer in de operatiekamer met vijf of zes mensen eromheen in gesteriliseerde groene jassen.

Lammes: 'Het is belangrijk dat de ingreep zo normaal mogelijk is en niet de beladenheid heeft van een operatie, je vermijdt het risico van een narcose, het is goedkoper en voor de patiënt veel gemakkelijker: service aan de vrouw.'

De jonge vrouw op de operatietafel heeft gekozen voor plaatselijke verdoving omdat ze bang is voor totale anesthesie. Ze is verpleegster geweest en ze weet precies wat haar te wachten staat.

De sterilisatie gebeurt met behulp van een laparoscoop, die in de buik wordt gebracht. Nadat de schede is gedesinfecteerd, verdooft Lammes, die heel gespannen en geconcentreerd opereert, de baarmoedermond met een injectie lidocaïne. Hij brengt een instrument in de vagina – een hysterofoor, dat om de baarmoedermond wordt geklemd om de baarmoeder en de eileiders te kunnen bewegen als er weinig ruimte in de buikholte is. Het apparaat blijft wat onelegant uit de schede hangen. Het is opvallend met hoeveel meer egards er met de patiënt wordt omgesprongen nu ze niet totaal verdoofd is. Terwijl Lammes bezig is, geeft hij tekst en uitleg aan de vrouw, die belangstellend toekijkt.

De buik wordt gedesinfecteerd en bedekt met lichtblauw steriel papier. Lammes geeft injecties boven het schaambeen en rond de navel om de buik te verdoven. Zo te zien aan de vrouw op de operatietafel doet het even en niet erg pijn. Hij maakt nu een sneetje bij de navel en geeft daardoor nogmaals een verdovende injectie. Hij laat de slang zien waardoor gas in de buik wordt gebracht, zodat er meer ruimte ontstaat om te manoeuvreren. Er gaat een dikke naald door de opening in de buik waarop de slang wordt aangesloten, de anesthesist regelt de toevoer van het gas.

Lammes: 'Nu gaat het lachgas erin, u voelt het een beetje in uw rug, net alsof u ongesteld gaat worden.' Ze reageert nauwelijks. Hij brengt nu een tweede buis in de buikholte, waardoor de kijker met lampje gaat. Het lichtje schijnt door de buikwand, zoals je vroeger een zaklantaarn in je mond stopte om te kijken hoe het licht door je wangen schijnt.

Door een tweede sneetje boven het schaambeen gaat

een buisje, met daarin een staaf die een elegant plastic ringetje om de eileiders schuift, ze daarmee tot nader order afsluitend. Op aanwijzing van Lammes duwt de operatiezuster met de hysterofoor de baarmoeder opzij. Zodra hij, kijkend door de laparoscoop, genoeg ruimte heeft en de eileider vrij ligt, duwt hij het ringetje eromheen. Dat doet flink pijn omdat het niet goed mogelijk is de eileiders te verdoven. Hij laat de vrouw door de kijker mee kijken en wijst haar precies waar en hoe het ringetje zit. Omdat de andere eileider is vergroeid, is in dit geval maar één ringetje nodig. De vrouw kijkt gefascineerd in haar eigen buik, Lammes wijst haar de vergroeiing.

In ieder sneetje komt één hechting, het gas ontsnapt vanzelf, de vrouw stapt zelf van de operatietafel en wordt naar de verkoeverkamer gereden, waar ze een paar uur blijft rusten; vanmiddag kan ze naar huis. De huisarts kan over een paar dagen de hechtingen eruit halen. De hele behandeling heeft twintig minuten geduurd.

SOA'S

'Er is in de gynaecologie meer te beleven dan verloskunde en bestrijding van kanker' (Lammes); de oprichting van een onderzoekcentrum bijvoorbeeld voor een nieuwe ziekte die in Amsterdam haast epidemische vormen aanneemt: de *Pelvic inflammatory disease* (PID). In het Nederlands eileiderontsteking, wat niet helemaal juist is, het is een infectie in het hele vrouwelijke bekken. PID wordt gerekend tot de *seksueel overdraagbare aandoeningen* (soa's), hoewel het dat – om het ingewikkeld te maken – niet *altijd* hoeft te zijn.

De ziekte kan na genezing met tussenpozen gemakkelijk de kop weer opsteken, blijvende buikpijn veroorzaken en in vijftien procent van de gevallen leidt PID tot onvruchtbaarheid. Wie toch nog zwanger wordt, heeft een vergrote kans op een buitenbaarmoederlijke zwangerschap. Er is niet veel bekend over de oorzaken, maar men weet wel dat vrouwen die een spiraaltje dragen, drie tot vier keer meer kans lopen PID te krijgen.

De verschijnselen die op PID kunnen wijzen, zijn buikpijn en opgezette eileiders – die kunnen verkleven als er niet snel iets aan wordt gedaan. In Nederland is nog geen goed onderzoek gedaan naar PID. Men ging ervan uit dat de ziekte door gonococcen werd veroorzaakt, maar uit een Zweeds onderzoek blijkt de veroorzaker een nieuwe groep bacteriën te zijn die moeilijker te kweken is en anders bestreden moet worden. De meeste slachtoffers gaan naar de huisarts, die de aandoening als een gewone eileiderontsteking behandelt. De GG&GD van Amsterdam doet op het ogenblik met behulp van twintig huisartsen en de Vrouwenkliniek een onderzoek gericht op de opsporing van oorzaken en verwekkers van PID en op het voorkomen van de infectie.

Ketting: 'Het is, zoals bij zo veel seksueel overdraagbare ziektes, een kwestie van meer seksuele vrijheden. Dat is mooi, maar vrouwen moeten wel kieskeurig zijn. De mannelijke genitale hygiëne is heel belangrijk ter bestrijding van soa. Als een vrouw niet zeker is of de man in kwestie er zelf wel op let, moet ze hem meenemen onder de douche en *hem* desnoods zelf wassen. Besnijden is natuurlijk een heel rigoureuze, maar wel afdoende maatregel.'

Het enige middel om PID werkelijk te voorkomen is het nooit meer met de 'blanke lat' te doen, lijkt ons. Nog veiliger is er helemaal van af te zien, 'maar,' zegt Bleker, chef de clinique gynaecologie, 'dat heeft weer het nadeel dat symptomen die kunnen wijzen op baarmoederhalskanker niet tijdig worden opgemerkt.'

Honderdvijftigduizend kinderen zijn in de Vrouwenkliniek geboren, honderdduizend vrouwen zijn er geopereerd en honderden gynaecologen hebben er het vak geleerd. Wereldberoemde hoogleraren opereerden in de Vrouwenkliniek en vertrokken met hun studenten na afloop van de operatie naar het Leidseplein om er te lunchen, met champagne – Treub: 'Hoe ouder ik word, hoe dryer ik 't hebben moet' of verdwenen – zonder studenten – in de speciaal voor dit doel gebouwde badkamer naast de operatiekamer, waar de zuster een ijskoud bad had laten vollopen (Van Bouwdijk Bastiaanse).

Die kleurrijke mensen zijn verdwenen en de laatsten verhuisden niet mee naar het Academisch Medisch Centrum, dat 'overgeorganiseerde medische bolwerk in de Bijlmermeer, waar je niet eens zelf koffie kunt zetten, waar geen raam open kan en waar je de patiënten als ze naar buiten willen, alleen naar de parkeerplaats kunt rijden', zoals medewerkers in de Vrouwenkliniek de toekomst te zwart afschilderden.

De verhuizing naar het grote medische bedrijf in de Bijlmer, ver van het gewone Amsterdamse leven, zou wel eens fataal kunnen worden voor de sfeer van een typisch Amsterdamse vrijplaats, die altijd kenmerkend was voor de Vrouwenkliniek.

Dit schreven we in 1983.

Ter gelegenheid van het afscheid van professor dr. Otto Bleker, hoofd van de 'divisie' verloskunde/gynaecologie van het AMC (op het postpapier staat gelukkig nog altijd vrouwenkliniek en niemand heeft het over divisie) zijn we opnieuw naar de kliniek gegaan om te zien wat er is veranderd.

Het antwoord is kort en duidelijk: alles. De vrijplaats die de Vrouwenkliniek toen was, zou niet meer kunnen bestaan. De tijd van de alles wetende professor aan wiens oordeel (het was altijd een man, ook dat is veranderd) niet werd getwijfeld, is voorbij. Teams bepalen nu het beleid, alles ligt vast in protocollen en richtlijnen. *Evidence based medicine* is de nieuwe formule: medisch handelen gebaseerd op controleerbaar wetenschappelijk onderzoek, en niet op de mening van een enkele professor – hoe geleerd ook. Er wordt steeds meer onderzocht, in samenwerking met ziekenhuizen over de hele wereld, en gepubliceerd. In de jaren tachtig was er één promotie per jaar, nu zijn het er vijf.

De dagelijkse praktijk is zakelijker geworden en de technologie neemt een veel grotere plaats in. Wij brachten de meeste tijd door in laboratoria en donkere kamertjes om te kijken naar technische hoogstandjes, in plaats van op ziekenzalen en spreekuren. Er waren dagen dat we geen patiënt zagen. Patiënten zijn thuis en worden in hun eigen bed 'gemonitord', alleen de ernstigste gevallen liggen nog in het ziekenhuis.

Voor napraten met collega's en de dag doornemen met journalisten tot ver in de avond is geen tijd meer, na afloop van de dienst moet iedereen naar huis. Kinderen van school halen, boodschappen doen. Otto Bleker heeft nog wel zijn best gedaan het restaurant in huis leven in te blazen en daar gezamenlijk een glaasje te drinken, maar dat is niet gelukt.

Ook de journalistiek is veranderd, ellenlange beschrijvingen van het placentahok of vergaderzalen zijn ouderwets en passen niet meer. Bovendien wil de persdienst van het ziekenhuis een getekende verklaring van de patiënten dat zij akkoord gaan met publicatie van hun woorden. Niet bevorderlijk voor een ontspannen sfeer zoals vroeger.

Toen was de gemiddelde leeftijd waarop vrouwen hun eerste kind kregen om en nabij de 27 jaar, nu is het bijna 31 jaar. In de Vrouwenkliniek zijn de gevolgen duidelijk: moeilijker zwanger worden en een grotere kans op afwijkingen.

Vijfentwintig jaar geleden stonden de mannen naast het bed en lagen de vrouwen erin. Nu liggen ze er nog steeds in, maar ze staan er ook naast. Het aantal vrouwelijke gynaecologen, (co)assistenten en medische studenten is spectaculair gestegen.

De tweedeling tussen gynaecologie en verloskunde is groter geworden, gynaecologie is steeds meer de technische kant opgegaan. Ivf, icsi, tese en pgs, al die toverformules om onvruchtbare vrouwen en mannen aan kinderen te helpen, hebben de gynaecologie ingrijpend veranderd.

Voortplantingsgeneeskunde werd een zich nog steeds uitbreidend vak. Daar zit de grootste verandering.

Verloskunde is en blijft een mooi vak, maar is geen groeimarkt: er komen niet meer kinderen.

De Vrouwenkliniek in 2006

VOORTPLANTINGSGENEESKUNDE

'Dat was de Middeleeuwen,' zegt Fulco van der Veen, hoogleraar en hoofd van de afdeling voortplantingsgeneeskunde. 'De Middeleeuwen,' hij kan er niet over uit, verbaasd over de 'krankzinnige verandering' die hij, 51 jaar, twee kinderen van 22 en 18, binnen zijn vak heeft meegemaakt.

'Kijk naar de verloskunde, daar gebeurt helemaal niets. Vrouwen bevallen gewoon nog steeds, dat zullen zij anders zien, maar goed verder gebeurt er niet veel. In dit vak is het krankzinnig veranderd.'

In 1983 toen de Vrouwenkliniek verhuisde naar het toen ultramoderne AMC was er zelfs nog geen sprake van invitrofertilisatie.

De eerste ivf-baby werd in 1978 in Engeland geboren, in de Vrouwenkliniek pas in 1986. Kunstmatige inseminatie met zaad van een donor (KID) was de enige mogelijkheid voor vrouwen met een onvruchtbare man.

En dat was nog te danken aan de tomeloze inzet van een enkele vrouw, chef-laborante Nanda van Amstel. Met haar 2cv doorkruiste ze heel Amsterdam om potjes zaad op te halen bij anonieme donors die ze te vriend moest houden, want als die ermee ophielden, kon ze haar spermalab wel sluiten.

Invitrofertilisatie (ivf) of reageerbuisbevruchting heeft alles veranderd, voortplantingsgeneeskunde werd een vak. Ivf legde de basis voor wat zo doeltreffend geassisteerde voortplanting heet. Ivf, icsi, tese en pgs, het zijn toverformules om onvruchtbare vrouwen en mannen aan kinderen te helpen.

‘Met vrouwen zijn we redelijk klaar,’ zegt Sjoerd Repping, 32 jaar, twee kinderen van 3 en 1, medisch bioloog in de Vrouwenkliniek. ‘Als ze niet ovuleert, laten we haar wel ovuleren, heeft ze dichte eileiders dan hebben we ivf. Alleen een verjongingskuur voor eicellen hebben we niet en daar is ook nog geen kijk op.’

Nu zijn de mannen aan de beurt.

Repping: ‘Zo is het, we weten nog steeds niet hoe ’t komt dat sommige mannen zulk slecht sperma hebben. Maar, we kunnen er inmiddels wel iets aan doen: sloom zaad de eicel in helpen door middel van icsi (intra cytoplasmatische sperma-injectie). We injecteren een zaadcel in een eitje van de vrouw.’

Maar daar ligt misschien wel een klein ‘tijdbommetje’, waarschuwt Fulco van der Veen. ‘Zonen zijn klonen van hun vader dus is het zeer waarschijnlijk dat ook zij onvruchtbaar zijn.

En dan heeft hij het over de onvruchtbaarheid van jongens die geboren zijn na icsi. Een aantal oorzaken van dat slome zaad zijn bekend: de gaten op het Y-chromosoom, en die zijn erfelijk.

Een man met zo’n afwijking mist dertig tot veertig genen en die zijn precies nodig om sperma aan te maken.’

Ieder stel dat icsi overweegt, krijgt te horen dat hun zoon ook onvruchtbaar of beter gezegd ‘subfertiel’ zal zijn.

‘Er zijn natuurlijk ook veel andere genetische oorzaken van slecht sperma en die kennen we nog niet,’ zegt Van der Veen, ‘maar die brengen we net zo vrolijk over.’

‘Ja,’ antwoordt hij volmondig, ‘we zijn bezig een nieuw zwak geslacht te scheppen, maar het duurt nog wel een flink aantal generaties voor we uitsterven door deze grappenmakerij.

Hoewel,’ bedenkt hij zich, ‘in Denemarken is al één op de tien kinderen een ivf/icsi-kind, dat is krankzinnig veel.

Als je in Denemarken geen ivf meer zou doen of het voor een deel zelf zou moeten betalen, dan sterven de Denen uit. Ivf is daar nu al een middel om de bevolking in stand te houden.'

JACHT OP ZELDZAAM ZAAD

Slecht zaad is één oorzaak van (sub)fertiliteit bij mannen, gebrek aan zaad is een belangrijke tweede. Al heeft een man nog maar één of twee zaadjes, ze zullen die in het laboratorium te pakken krijgen.

'Als een man niets produceert, halen we het wel even bij de bron weg, uit de testikel zelf,' zegt Van der Veen, met een klein lachje.

Er wordt een biopt van de teelballen genomen, dat stukje weefsel gaat onder de microscoop – een enkel wit plekje biedt hoop, daar zitten een paar zaadjes, en die worden eruit gehaald.

Van der Veen: 'Dat heet tese (testiculaire semen extractie), een erg mooie techniek, die in Nederland is verboden. Overal ter wereld gebeurt het, alleen hier mag het niet.'

Hier zijn we bang, vindt Repping. 'Kan dat allemaal wel, mag dat allemaal wel.'

Vooralsnog wordt er in het laboratorium geëxperimenteerd met materiaal van patiënten die om medische redenen zijn gecastreerd.

Speciaal voor ons wordt een stukje van een testikel uit de vrieskast gehaald. Het biopt in een plastic bakje, heeft het meest weg van het binnenste van een te lang gebraden gehaktbal.

Onder de microscoop wordt het onaanzienlijke klontje in flinterdunne plakjes gesneden die als onder een eiersnijder uiteenvallen. Een jonge laborante speurt naar een wit vlekje.

Als ze dat vindt is er hoop – een zaadleider waarin misschien nog een spermacel zit. We hebben geluk, in een van de plakjes zit een minuscuul klein wit plekje.

Voorlopig stopt de tesebehandeling hier, deze zeldzame spermacel wordt niet in een eitje 'gefrummeld' zoals dat in de Vrouwenkliniek heet.

Belangrijke oorzaak van onvruchtbaarheid bij jongens is behandeling van kanker (met bestraling en chemotherapie) in de kinderjaren. Zodra het grootste gevaar is geweken, komt de vraag of deze jongens nog kinderen kunnen krijgen. Het idee is nu om van deze kinderen, die nog geen sperma produceren dat kan worden ingevroren, een stukje uit hun testikels in te vriezen met daarin stamcellen. En die later, als de jongen de behandeling heeft overleefd, terug te plaatsen in zijn eigen testikel, in de hoop dat hij dan zelf weer zaad gaat maken.

Het is een futuristisch idee, maar bij muizen werkt het prima en bij runderen ook. Futuristisch duurt in het fertiliteitslaboratorium hooguit twintig jaar.

CROQUETTENKAR

Het echte werk in het fertiliteitslab speelt zich af in het donker alsof 't het daglicht niet kan velen. Dat is ook zo, menselijke cellen zijn er niet op gemaakt om open en bloot in een glazen schaaltje te kijk te liggen.

Geavanceerde technieken worden toegepast in kale schemerige kamertjes en donkere kasten verspreid over het ziekenhuis. Het AMC, gebouwd in 1983, is niet berekend op het werk van het fertiliteitslaboratorium en daardoor is het, vele verbouwingen ten spijt, behelpen met de ruimte.

In 1983 was er nog geen sprake van het kweken van embryo's in een glazen schaaltje. Laat staan van slepen met die delicate embryo's van de ene kant van de afdeling naar de andere, struikelend over de benen van patiënten die in de gang (bij gebrek aan een wachtkamer) zitten te wachten.

Ze worden gekweekt in een stoof met een klimaat van 37 graden Celsius, niet hoger, niet lager, een stabiel hoge luchtvochtigheidsgraad en vijf procent kooldioxide.

'Je wilt die embryo's het liefst alleen maar in de stoof houden, of in die mevrouw,' zegt Sjoerd Repping.

Vroeger gingen ze in een soort oven met een deurtje op

een kar het hele ziekenhuis door: de croquettenkar. Niemand had toen nog door hoe belangrijk het is dat een embryo zo snel mogelijk wordt teruggeplaatst waar het hoort. De resultaten waren er ook naar, slecht.

Het is merkwaardig, nergens worden zo veel kinderen geboren als bij de staf van voortplantingsgeneeskunde. Om de haverklap is iemand zwanger, collega's gokken op de uitgerekende datum, de sekse en zelfs op een naam.

Aan de muur van het koffiekamertje bij het fertiliteitslab hangt een intekenlijst met de scores. Naast een kaartje van gelukkige ouders die bedanken voor de assistentie bij het maken van hun kind.

Er is ook een brief van een advocatenkantoor met de vraag of sperma dat een paar maanden op kamertemperatuur in een dichtgeknoopt condoom is bewaard nog op DNA kan worden onderzocht. En wat dat moet kosten.

De dag in het fertiliteitslaboratorium begint om halfnegen, eerste bezoeker is een man van een jaar of dertig, die een potje handwarm sperma komt brengen, volgens de bijbehorende formulieren geproduceerd om acht uur die ochtend.

Het is een routineklus: controle of de sterilisatie is gelukt. Niet overbodig, want één op de drie mislukt.

Tevreden kan hij vertrekken, zijn zaad is onvruchtbaar. Het is de omgekeerde wereld, doorgaans zijn ze in het lab juist tuk op 'goede zwemmers'.

'Soms,' vertelt laborante Olga Surovtseva, 33 jaar, twee kinderen van 13 en 0, 'ben ik een hele dag met een stofzuigertje op zoek naar bruikbare spermacellen.'

Eitjes zijn wat couranter in het lab maar vaak van de verkeerde leeftijd: late moeders, oude eieren. En dat is een probleem.

OUDE MOEDERS

Op onze – standaard – vraag waarom we steeds onvruchtbaarder worden, was het unanieme antwoord in de Vrouwenkliniek: 'Nederlandse vrouwen beginnen te laat aan kinderen'. Doorvragend blijkt dat de meeste artsen en assistenten zelf ook boven de 30 hun kinderen hebben gekregen.

De gemiddelde leeftijd waarop vrouwen in Nederland hun eerste kind krijgen, is tussen 1975 en 2005 gestegen van 27 tot bijna 31 jaar. Dat lijkt een klein verschil, maar doordat per gezin minder kinderen worden geboren, wordt de gemiddelde leeftijd sterk beïnvloed door zwangeren met een eerste kind.

Vrouwen die naar de Vrouwenkliniek komen voor ivf zijn gemiddeld 38,5 jaar.

In Nederland krijgt maar de helft van de vrouwen die met ivf zwanger willen worden na drie cycli een kind. Oorzaak: ze zijn te oud.

GENETISCHE SCREENING

Er gloort nu hoop voor 35-plus, dankzij 'pre-implantatie genetische screening,' pgs. Sjoerd Repping, medisch bioloog, legt uit dat pgs speciaal bedoeld is om vrouwen boven de 35 een betere kans te geven op zwangerschap.

Oudere vrouwen hebben meer dan jonge vrouwen embryo's met afwijkingen in de chromosomen. Afwijkingen die je aan de buitenkant niet kunt zien, maar wel als je één cel uit het embryo haalt en onder de microscoop legt.

'Drie dagen na de bevruchting pakken we het embryo uit de stoof en halen we met een pipet één cel eruit. Dat kan zonder problemen voor de ontwikkeling van het embryo.'

Op de computer laat hij een foto zien van de kern van een cel, een ondefinieerbaar rondje op een objectglaasje. 'Daar zit het DNA in,' zegt hij. En ter verklaring: 'In die cel zitten de chromosomen, tweeëntwintig paar en een X- en Y-chromosoom die het geslacht bepalen. Negen daarvan lijken te zijn betrokken bij groei, ontwikkeling en innesteling van het embryo. Die kunnen we onderscheiden door ze alle negen een andere kleur te geven.'

Te ingewikkeld om precies uit te leggen, maar we zien het onder onze neus. De celkern op de computer is duidelijk fout: drie chromosomen met een aquablauw stipje, dat is er één te veel.

'Die zal het nooit redden,' zegt Repping, 'hij haalt zelfs niet de status van foetus, of het wordt het syndroom van Down'.

Het is allemaal nog nieuw – de eerste Nederlandse pgs-baby is in augustus 2002 geboren. In ieder geval is geconstateerd dat er na pgs minder embryo's worden teruggeplaatst dan wanneer ze alleen op het oog worden beoordeeld. Voorlopige conclusie: pgs bespaart veel vrouwen een abortus.

Van der Veen waarschuwt voor overspannen verwachtingen.

'De Amerikanen roepen dat het allemaal zo geweldig is: "Future has never been so bright." "Iedere vrouw kan zwanger worden." "Laat uw embryo's door ons screenen, dan wordt u gewoon zwanger en krijgt u een gezond kind."' Hij heeft alle slogans paraat, maar er klopt niets van.'Technisch gesproken is het heel erg lastig,' zegt Van der Veen, 'gangsters zijn het.'

De Gezondheidsraad ziet voorlopig onvoldoende bewijs in de resultaten om pgs in Nederland in te voeren. Het rapport van de Raad, 'Pre-implantatie genetische diagnostiek en screening' dat begin dit jaar verscheen, ligt op het bureau van Repping.

GENETISCHE DIAGNOSTIEK

Pgd, pre-implantatie genetische diagnostiek, is speciaal ontwikkeld om abortus te voorkomen bij mensen met genetische afwijkingen, die kans maken op een kind met dezelfde ziekte.

Met pgd kan uitgezocht worden of het embryo drager is van sommige erfelijke aandoeningen. Het berust op dezelfde techniek als pgs, van het in de reageerbuis ontwikkelde embryo wordt één cel afgenomen om daarin gericht te zoeken naar een bepaalde aandoening. Als het fout zit, is dat in een vroeg stadium duidelijk en wordt het embryo niet teruggeplaatst.

Nieuw is de toepassing van pgd om bloed te halen uit de navelstreng van een pasgeboren kind en het te gebruiken voor de genezing van een ouder broertje of zusje.

Pgd gebeurt nu ongeveer honderd keer per jaar, alleen in Maastricht. Hoe groot de behoefte werkelijk is, niemand weet het. De Gezondheidsraad denkt aan uitbreiding en Repping hoopt dat het in zijn kliniek gebeurt: 'We hebben al zo veel ervaring met pgs'.

Waar ligt de grens ten aanzien van screening van embryo's, dat is een vraag die Repping ieder verjaarspartijtje wel een keer krijgt. Muzikale kinderen, een IQ van 150, een perzikhuidje, u bestelt maar.

Repping vindt het allemaal 'koudwatervrees'. Selectie op intelligentie, schoonheid en spierkracht noemt hij onzin. 'We weten helemaal niet wat de genetische grondslag is van intelligentie en de selectiemogelijkheden zijn beperkt: twee witte mensen krijgen nooit een zwart kind.'

Van der Veen vult aan: 'De grens is de techniek en natuurlijk kun je straks een embryo testen op alles, dat is een kwestie van tijd. Alles wat kan, ga je doen, dat is mijn persoonlijke opvatting.'

NEONATOLOGEN

Al dat getover met spermacellen en eitjes zorgt voor een flinke aanwas op de afdeling neonatologie. Het aantal zwangeren dat moet worden opgenomen voor of tijdens de bevalling is in tien jaar met veertig procent gestegen. De hoeveelheid pasgeboren baby's die naar het ziekenhuis moet voor behandeling steeg met twintig procent.

Baby Isis is niet het resultaat van ivf, icsi of tese, ze is niet de dochter van een 'oude' moeder, toch is ze te vroeg geboren (met de keizersnee) en ligt op de afdeling neonatologie. Haar moeder was opgenomen met zwangerschapsvergiftiging. Isis kwam na negentwintig weken op de wereld en woog zevenhonderd gram.

Toen duidelijk was dat het op een vroeggeboorte zou uitdraaien, hebben de ouders een gesprek gehad met de kinderarts over de risico's voor de baby. Leerproblemen, gedragsstoornissen en lichamelijke handicaps noemde de arts als mogelijke gevolgen.

'De grens voor onze baby was een geboortegewicht van zevenhonderd gram en een zwangerschap van zevenentwintig à achtentwintig weken,' vertelt Michel Freriksen, de vader van Isis. 'Onder de zevenhonderd gram, zeiden ze, gaan we er niet voor rennen. Als wij ervoor wilden gaan, gingen zij ook aan de gang.'

Katja Hoefman, de moeder, 27 jaar, is nog niet helemaal bij het gesprek, ze is uitgeput, niet alleen van de bevalling. Het is iedere dag weer de vraag hoe ze Isis aantreft in de couveuse. Het kind is nu drie weken en ze is honderdvijftig gram aangekomen. Dat is mooi, ieder grammetje telt, maar Isis zit nog steeds vol slangetjes.

'Meteen na de geboorte kreeg ze een snorretje,' vertelt Michel, 'voor extra zuurstof, een sonde in de navel, waardoor ze kunstmatig gevoed wordt en een infuus in haar arm, om bloed af te nemen want dat moet vaak gebeuren. Haar armpjes waren niet dikker dan mijn pink.' Hij is trots, ondanks alles.

Ze krijgt nu voeding door haar neus, via een slangetje dat 'nog dunner is dan de dunste vermicelli,' ze heeft een lampje aan haar voet en op haar borst zitten plakkertjes om de hartslag te bewaken. In haar armpje zit nog steeds dat infuus.

Ze heeft sinds haar geboorte af en toe een abnormaal vertraagde hartslag, bradycardie. Michel noemt het brady's, het ziekenhuisjargon beheerst hij al helemaal. Soms gebeurt het wel acht of negen keer per uur. 'Dat is te veel,' zegt hij, 'maar ze is een pittige tante.'

Isis kreeg zes maal per dag een spuitje met 6cc voeding, nu krijgt ze meer, maar haar buikje bleef vol, waarschijnlijk door de medicijnen. Regelmatig krijgt ze een klisma, dat is riskant: er kunnen gaatjes in de darmen ontstaan door te veel lucht. Ze heeft nu een 'schoorsteentje' om wat lucht uit haar buikje te halen.

Toch vinden Michel en Katja dat het 'behoorlijk goed' gaat. 'Ze komt nu aan en af en toe mogen we al kangoeroën. Dan zie je meteen op de monitor dat ze rustiger wordt en dat haar hartslag zich herstelt,' zegt Michel.

Op de afdeling neonatologie is kangoeroën dagelijkse bezigheid. Minstens een uur per dag leggen ouders – mannen en vrouwen – hun te vroeg geboren baby's op hun blote borst en koesteren ze.

PIJN

Vijfentwintig jaar geleden was de couveuseafdeling een kille, kale zaal met fel licht, dag en nacht, voortdurend brommende en zoemende apparatuur en regelmatig het snerpende geluid van een alarm als de ademhaling van een baby stokte. De enige kleuren op de afdeling waren wit en grijs.

In die kille, onpersoonlijke omgeving lagen de 'neonaten' open en bloot in couveuses die meer op een aquariumbak leken dan op een wiegje.

De grote vooruitgang toen was de techniek, apparatuur verving de studenten die dag en nacht naast de couveuses zaten om de beademing van de baby's in de gaten te houden.

Nu zit de vooruitgang, behalve in de sophisticated beademingsapparatuur, in de nieuwe medicijnen. Als het ernaar uitziet dat de baby te vroeg geboren wordt, krijgt de moeder hormonen die ervoor zorgen dat de longblaasjes van de baby sneller en beter opengaan. Belangrijk omdat het kind na de geboorte dan niet zo hoeft te vechten om lucht te krijgen.

Al die behandelingen, al die buisjes, slangetjes en infusen die moeten worden ingebracht, al zijn ze nog zo klein, moeten pijn doen.

'Ja, en baby's die aan de beademing liggen, dat zijn de meesten, kunnen niet huilen,' zegt Joke Kok, 54 jaar, hoogleraar neonatologie. 'Ze hebben een buisje in de luchtpijp, dat zit in de weg, maar je ziet dat ze een hogere hartslag krijgen als we ze behandelen en een hogere bloeddruk, dat zijn stressverschijnselen en pijn is stress.'

Vijfentwintig jaar geleden vroeg niemand zich af of zo'n kind pijn zou lijden. Pieter Tamminga, 55 jaar, twee kinderen van 20 en 18, toen in opleiding tot neonatoloog, heeft er in die tijd nooit bij stilgestaan, 'toen deed je alles bij compleet wakkere patiënten. Als ze aan de beademing lagen, kwam het niet in je op dat het onprettig kon zijn.'

Nu krijgen alle kinderen voor ze beademd worden een beetje morfine om de pijn te stillen, dat is minder schadelijk dan paracetamol. Kinderen die de kracht hebben om tegen te sputteren, krijgen er nog een kalmerend middel bij, vooral om de dokters het werk op de millimeter bij zulke kleine baby's mogelijk te maken.

De behandelingen zijn eleganter geworden, zeggen de artsen, de couveuseafdeling ziet er minder angstaanjagend uit en de kinderen maken de dienst uit.

'Als het kind verzorgd is, moet het rusten en dan wacht de dokter maar even met prikken,' is de ockaze van hoogleraar Joke Kok.

De baby'tjes liggen niet langer open en bloot aan infusen en slangen, ze zijn aangekleed en omringd door knuffels. Over de couveuses liggen vrolijk gedessineerde dekjes. De allerkleinsten, nog te fragiel om aan te kleden, liggen onder een truitje.

Hoe klein ook, ze liggen allemaal ingebakerd in een

snuggle, een nestje in de vorm van een halve maan.

Het maakt een 'gezellige' indruk – hoe raar dat ook klinkt. Het licht is diffuus, alleen als er wordt behandeld gaat er een gericht spotje aan. Er is minder lawaai van machines en apparaten, iedereen praat gedempt, er heerst rust.

Niemand laat zich onbetuigd in pogingen om de afdeling minder angstaanjagend te maken. Zelfs de industrie levert de slangetjes en apparatuur in vrolijke kleuren.

Toch schrikken we iedere keer weer als we zien hoe klein en hoe zwak de baby's zijn. Om een kind te verleggen, zijn twee verpleegsters nodig, een ondersteunt het hoofdje, de ander legt een hand onder de beentjes.

BEHANDELEN OF NIET

De grens tussen behandelen en niet behandelen van te vroeg geboren baby's verschuift nog steeds. Vijfentwintig jaar geleden begonnen artsen kinderen te behandelen als ze geboren werden na zevenentwintig weken zwangerschap. Jongere kinderen hielden ze warm, maar behandelden ze niet, tenzij ze teken van leven gaven.

'Nu behandelen we alle kinderen van zesentwintig weken,' zegt Pieter Tamminga, 'bij een kind van vijfentwintig weken is er discussie tussen alle partijen; als de ouders erop staan, gaan we behandelen. In onze kliniek zijn we terughoudend met agressief behandelen bij vijfentwintig weken. Je doet bij een aantal baby's heel nare dingen om het overlijden uit te stellen.'

De helft van die kinderen gaat dood, dat blijkt uit betrouwbaar Engels onderzoek. En als ze in leven blijven is er een heel grote groep die ernstig gehandicapt is.

'Dat is voor mij een reden om terughoudend te zijn met een agressieve behandeling van kinderen van vijfentwintig weken,' zegt Tamminga, sadder and wiser.

De cijfers in dat Engelse onderzoek tonen aan dat van de overlevende kinderen op zesjarige leeftijd maar twintig procent helemaal in orde is. Nog eens twintig procent heeft ernstige problemen en de zestig procent tussen die twee uitersten is min of meer gehandicapt.

Toch wordt in Nederland aan de ondergrens van vijfentwintig weken alweer gemorreld. In de vereniging van neonatologen is eind vorig jaar voorgesteld om actief te gaan behandelen bij vijfentwintig weken. Joke Kok vindt zo'n uitspraak te absoluut.

'We moeten erover nadenken: hoe wordt dit kind geboren, heeft het mogelijkheden? We verzamelen de positieve en negatieve factoren. Ligt de moeder al lang op de afdeling? Dat is gunstig: ze is goed voorbereid, ze heeft een kuur gehad met corticosteroïden, voor de rijping van de longen van het kind. Al lang gebroken vliezen is een positieve factor, al moet dat ook niet te lang hebben geduurd. Heeft het kind een kleurtje, dan is het sterker. Is het een jongen of een meisje, dat is belangrijk, een meisje heeft betere kansen.'

Pieter Tamminga, 'Wij stappen nu voorzichtig een weekje terug.' En, na even nadenken: 'Je kunt je voorstellen dat we, als vijfentwintig weken geaccepteerd is, weer een weekje eerder een poging gaan wagen – omdat het technisch mogelijk is.'

Dat is niet zijn wens, het gebeurt – wereldwijd. Amerika loopt daarin natuurlijk voorop, daar gaan ze langzamerhand terug naar vierentwintig, drieëntwintig en zelfs tweeëntwintig weken.

Toch is Tamminga ervan overtuigd dat er een grens is. 'Voor je het weet, vangen we ze op uit de reageerbuis zonder te denken aan de kwaliteit van het leven dat je gaat behouden.'

OPEREREN IN DE BAARMOEDER

Nieuw, spectaculair en ook griezelig zijn de ingrepen op de foetus in de baarmoeder, voor een deel nog toekomstmuziek, voor een deel realiteit. Dr. Katia Bilardo, gynaecoloog en hoofd van de kliniek voor prenatale diagnostiek, vergelijkt de zwangerschap van vijfentwintig jaar geleden met een black box.

'Nu kunnen we in die black box kijken dankzij drie dimensionale echoscopie.'

Bilardo, 52 jaar, twee kinderen van 14 en 11, is Italiaanse. Ze studeerde in Turijn, werkte in Londen en Groningen en zit sinds 1992 in de Vrouwenkliniek.

'In het begin kon je alleen de buitenkant van het kind zien, je kon de schedel meten en de omvang van de buik, je keek naar de placenta en het vruchtwater. En dat was het. Nu kunnen we in de schedel van het kind kijken en in alle organen en zien we of er afwijkingen zijn. Nog in de baarmoeder proberen we daar iets aan te doen.'

Het moeilijkst is het hart, vertelt ze, maar ook daar kunnen de specialisten nu in kijken – in bewegende beelden. Als op de echo blijkt dat een aortaklep te nauw of dicht is en de linkerhartkamer zich niet goed kan ontwikkelen, proberen ze die klep open te maken en prikken met een naald door de buikwand van de moeder en door de baarmoeder in het hart van het kind om de aortaklep te openen. Na de geboorte moet het kind wel nog een keer geopereerd worden.

Van een bloedtransfusie voor het kind in de baarmoeder kijkt niemand meer op. Het gebeurt nu alleen nog in het Academisch Ziekenhuis in Leiden, Bilardo doet de preselectie.

Een spectaculair staaltje van foetale chirurgie is de twin-to-twin-transfusie. Als een eeneiige tweeling één placenta heeft, waarvan ze allebei leven, kan de ene foetus ten koste van de andere harder groeien. En dat is altijd catastrofaal voor de zwakste, legt Bilardo uit.

'Door de verbindingen van de bloedvaten tussen de twee kinderen in de placenta kapot te laseren, kunnen we van een eeneiige tweeling een gewone tweeling maken met ieder een eigen toegang tot de moederkoek.'

Voorkomen of genezen van een open ruggetje bij een voor de rest normaal kind is altijd een 'droom' van gynaecologen geweest. Die droom komt nu uit. In Amerika en in Zwitserland zijn bij foetussen tussen achttien en twintig weken open ruggetjes intra-uterien geopereerd.

'Door een opening in de buik en de baarmoeder wordt de rug van het kind half naar buiten gehaald, zo dat benen, buik en hoofd binnen blijven. Het defect aan het ruggetje wordt geopereerd en daarna duwt de operateur de foetus terug in de baarmoeder. Wat fysiologisch zout erin en het vruchtwater dat verloren is gegaan, wordt weer aangemaakt.'

Bilardo weet zeker dat deze operatie ook in Nederland in de toekomst mogelijk is. 'Twintig jaar geleden konden we ons toch ook niet voorstellen dat we een kind in de baarmoeder een bloedtransfusie konden geven.'

DE OVERDRACHT

De overdracht verloskunde begint maandagochtend om halfacht op H3. De helft van de dokters, verloskundigen en assistenten in de overdrachtkamer gaat zo naar bed, de rest komt net uit bed. Dat geeft aan de bijeenkomst een merkwaardige rust die later op de dag overal is verdwenen.

Ook in de zes verloskamers een gang verderop is het rustig; dat is te zien in de stafkamer. Op een twee meter brede monitor volgen de stafleden de hartslag van de baby's en de sterkte van de weeën van de moeders. Alles gaat goed.

De dienstdoende arts-assistente brengt in rap tempo verslag uit van de bevallingen in het weekend die goed zijn afgelopen. De aanwezigen hebben aan halve woorden genoeg.

Er moet snel iets gebeuren met een patiënt die is ingestuurd met een dreigende vroeggeboorte en een ontsluiting die niet opschiet. Het kind komt nu in de problemen.

'We moeten ingrijpen,' zegt de gynaecologe in opleiding, 'maar mevrouw zou misbruikt zijn door haar stiefvader.'

'Alweer een,' verzucht een van de assistenten.

Rik van Lunsen, seksuoloog wordt gebeld. Hij heeft ervaring met misbruikte vrouwen.

'Hoe laat kan je hier zijn,' vraagt de dienstdoende assistente, 'kwart over acht? Dan zeggen we tegen haar dat we om halfnegen gaan inleiden.'

'Om te bevallen hoef je maar een ding te kunnen,' zegt Van Lunsen later, 'alles over je heen laten komen en dat is precies wat getraumatiseerde vrouwen niet kunnen.'

Ook de volgende patiënt is binnengebracht uit een ander ziekenhuis, met een cerclage – een koordje om de baarmoedermond dicht te houden zodat het kind er niet uitpuilt. Beeldend demonstreert de dienstdoende arts met haar mond hoe vreemd het koordje is vastgehecht.

'Grote halen snel thuis, dat moeten ze in tien minuten hebben gedaan.'

Bij de weekendoverdracht van de hele Vrouwenkliniek om acht uur, een verdieping hoger, is het veel drukker. De assistenten zitten in concilieopstelling tegen de muur gedrukt. Matthé Burger, hoogleraar oncologische gynaecologie, leidt de vergadering. Hij is net, bruin en ontspannen, terug uit Bali.

De ziektegeschiedenis van elke patiënt wordt in een paar regels geprojecteerd op een groot scherm en toegelicht door de behandelende dokter. Er gaat vaak een sein af, dan staat iemand op en verlaat rustig het veel te krappe zaaltje.

Mevrouw De Wit is opgenomen met een 'half verstreken sacrale portio' (een baarmoedermond die nog naar achter staat) en een patiënte van 85 jaar is geopereerd aan een vulvacarcinoom. Bij een seksueel misbruikte vrouw moet operatief een scheermesje uit de vagina worden verwijderd. Ook hier is seksuoloog Van Lunsen nodig.

In twintig minuten is iedereen bijgepraat. Tot nu toe hebben we nog geen patiënt in levende lijve gezien. De tijden van de Witte Vloed zijn voorbij. Er wordt niet meer aan het bed over het hoofd van de patiënt heen gesproken, onderhandeld en gedoceerd. De grote visite is niet meer, professor trekt niet meer in gezelschap van een horde assistenten en de hoofdzuster langs de bedden. Ze zouden niet eens passen in de kleine ziekenkamers in het grote ziekenhuis.

De patiënten worden nu iedere week besproken in een 'interdisciplinair overleg' waaraan geen zieke of zwangere te pas komt. Het gebeurt in een kamer waarin een rondslingerend bekken van een skelet en een leren fantoom van het vrouwelijk onderlijf (discreet bedekt met een laken) herinneren aan vroeger toen studenten het vak leerden op een fantoom en niet via powerpoint en echo.

Wie nu in de Vrouwenkliniek ligt, is ernstig ziek; patiënten die niet op sterven na dood zijn, gaan naar huis en worden daar op afstand in de gaten gehouden. Er komt een vroedvrouw langs om bloeddruk op te meten, bloed af te nemen of ctg (hartfilmpje) te maken – thuismonitoring heet dat.

Vijfentwintig jaar geleden lagen deze zwangere vrouwen weken – soms maandenlang – in het ziekenhuis, zich zorgen makend over thuis waar de boel verpieterde.

In de ziekenzaaltjes liggen nu alleen vrouwen van wie de baby in gevaar is of die er zelf ernstig aan toe zijn. Aan de omgeving is dat te zien. Op een deur van de kamers hangt een bordje: geen bloemen. In verband met calamiteiten waarbij geen tijd is om eerst bloemen weg te zetten.

VERLOSKUNDE

Het enthousiasme van Maria Pel voor haar vak gynaecologie en verloskunde, is er in de afgelopen vijfentwintig jaar niet minder op geworden. Ze draaft nog even druk en doenerig door de gangen en neemt, druk gebarend en met fladderende jaspanden, nog evenveel plaats in.

'Neonatologie kan veel meer, dus wij ook,' antwoordt ze als wij vragen wat er is veranderd in de verloskunde.

'Als vijfentwintig jaar geleden een kind onder de duizend gram in de baarmoeder in de problemen raakte, deden we geen sectio om het kind te redden, het ging in de buik dood. Dat was een plechtig moment,' vertelt ze, 'de professor kwam erbij, de gynaecoloog, de kinderarts. Er werd getoucheerd – professor Treffers zei altijd dat hij bimanueel (met twee handen) het gewicht het beste kon taxeren.'

Nu schatten de artsen het gewicht met de echo. Ze meten de omvang van het hoofd, van de buik, de lengte van het dijbeenbot. Die uitkomsten van de echo gaan in de computer en het geschatte gewicht komt eruit.

Maria Pel, 56 jaar, twee kinderen van 19 en 17, is behoudender dan haar jonge collega's als het gaat om de grens waarop foetussen in leven worden gehouden steeds verder naar beneden te brengen.

'Het zijn zulke kleine kinderen, je kunt ze op één hand leggen en dan steekt er iets uit. Daar wordt al die techniek op losgelaten, het is echt intensivecarebehandeling.'

Pel wordt weggeroepen voor de dagelijkse bespreking van halfeen. 'Het bezinningsmoment,' ingevoerd door professor dr. Otto Bleker, 62 jaar, twee kinderen van 29 en 24, baas van de Vrouwenkliniek. Wij gaan met haar mee.

De eerste casus die wordt ingebracht is een primi (een vrouw die haar eerste kind verwacht), ze is vijfendertig weken zwanger en het gaat niet goed. De ouders weten niet of ze zullen afwachten of besluiten tot een keizersnee.

'Wat vind jij,' vraagt de behandelende arts-assistent aan de professor.

Die ketst de vraag terug. 'Wanneer mogen ouders beslissen?'

De assistent weet het antwoord niet en pakt het protocol erbij. 'Bij vijfendertig weken'.

Pel legt uit dat er veel meer dan vroeger volgens protocollen wordt behandeld. 'Vroeger bepaalde de arts wat er ging gebeuren, die egokieteling is verdwenen.'

De protocollaire behandeling noemt ze een vooruitgang. 'Eén dokter is feilbaar. Maar de vraag is of jonge artsen nog leren afwegen. Je ziet de neiging klakkeloos het protocol te volgen.'

Het tweede geval dat wordt ingebracht, wekt veel beroering. Een Ghanese vrouw is met een dood kind in de baarmoeder uit een perifeer ziekenhuis naar de Vrouwenkliniek gebracht omdat de opgewekte bevalling niet vorderde. De vrouw zou met een sectio worden verlost, maar tijdens de operatie bleek dat de baarmoeder was gescheurd en het kind los in de buik tussen de darmen lag.

'Die mevrouw kan nooit meer kinderen krijgen,' zegt de arts tegen de assistente die erbij was. 'Wat moet ik zeggen?'

Bleker neemt het woord. 'Niet al te grondig uitleggen, niet praten over akelige details, vooral meeleven. De techniek is, meeleven en op tijd zwijgen.'

Daarna gaat het over een foetus van zevenentwintig weken, met hartproblemen. De enige mogelijkheid om het kind te genezen, is de moeder behandelen. 'We moeten proberen het kind in de baarmoeder te houden, daar is iedereen het over eens. Pel zegt dat de moeder de eerste zorg blijft, de behandeling van de moeder mag haar niet schaden.

DE KRAAM

'Dat waren de zwangeren,' zegt de professor, 'nu de kraam' en hij geeft het woord aan Maria Pel. Zij beschrijft de lijdensweg van een te vroeg bevallen vrouw die binnenkort aan kanker zal sterven.

Pel stelt voor dat de moeder een brief zou kunnen schrijven aan haar kindje dat nu op de couveuseafdeling ligt. Of haar aan te raden een videoboodschap op te nemen zodat het kind later kan zien en horen wie zijn moeder was. Instemmende geluiden, het wordt doorgegeven aan de maatschappelijk werkster.

Na oudgediende Maria Pel komt de enige mannelijke assistent – en de enige zwarte – aan het woord. Hij meldt dat er die ochtend een anencefaal kind is geboren. Op het grote scherm zien we een foto, het hoofd houdt boven de ogen op, het kind heeft geen schedeldak. Op de volgende foto heeft het gelukkig een mutsje op. Het leeft.

'Let goed op,' waarschuwt Bleker, 'dit zien we nooit meer.'

De ouders zijn jong en moslims, het is hun eersteling. Ze wisten wat er met hun kind aan de hand was maar een abortus hebben ze geweigerd. Ze verblijven nu samen met hun baby in een apart kamertje. 'De moeder wil zo lang mogelijk van het kind genieten,' zegt de behandelende arts.

Wij vragen hem een beetje geschokt of ze dat woord echt heeft gebruikt. 'Nou ja, het kwam erop neer dat ze zo lang mogelijk voor haar kind wilde zorgen.'

Omdat het kind geen kans op overleven heeft, wordt het warm gehouden en krijgt het alleen een beetje vocht toegediend.

Het heeft nog een week geleefd.

EXIT BAARKRUK

Hoogleraar Fulco van der Veen van voortplantingsgeneeskunde mag dan wel zeggen dat er bij verloskunde niets verandert, collega professor Joris van der Post (50 jaar, drie kinderen 13, 13 en 8) van verloskunde is het niet met hem eens.

Ook in zijn vak draait het nu om onderzoek, onderzoek en nog eens onderzoek. 'In de moderne verloskunde volgen we de kinderen van de zwangerschap het liefst tot op hoge leeftijd en er is veel meer aandacht voor de kwaliteit van leven van de kinderen die zijn geboren na alle mogelijke technische ingrepen,' zegt Van der Post.

De parafernalia van de progressieve vroedvrouwen uit de jaren tachtig: op een kruk baren, op een emmer, in een schelp, op de hurken, in het bad of zittend, zijn verdwenen. Er is geen vraag meer naar. Vrouwen baren weer gewoon half liggend, zoals ze in onze contreien altijd hebben gedaan.

In de zes verloskamers staat alle mogelijke apparatuur, open en bloot, ctg- en ecg-apparaten, beademingsapparatuur en nog meer, alles is bij de hand en de uitslagen zijn direct te zien in de 'centrale post'.

Vroeger was er ook apparatuur, maar onzichtbaar – een bevalling was vijfentwintig jaar geleden een natuurlijke zaak waarbij de dokter 'zo lang mogelijk zijn handen in zijn zakken moest houden'.

Zoveel mogelijk baren onder omstandigheden zoals thuis, was het devies. Liefst onder een schemerlamp, met plantjes voor het raam, schilderijtjes aan de muur, een pluche bank voor de aanhang van de barende vrouw en geen apparaat in zicht.

Na de laatste verbouwing is alles opgeruimd en bleven zakelijk ingerichte kamers over. Alleen Surinaamse vrouwen proberen met een tas vol eigen spulletjes, reukwater, lekkere smeersels, muziek en versterkers de saaie verloskamers wat persoonlijker te maken.

Wat bleef in de kliniek was de voorkeur voor de natuurlijke bevalling, 'tussen de lakens gemaakt en tussen de lakens geboren'. Zo'n opvatting heet in de geneeskunde 'conservatief'.

De stemming in de Vrouwenkliniek was altijd anti-keizersnee, die ingreep werd gezien als een 'bewijs van verloskundig falen'. Dat is nu niet meer zo. Begin jaren tachtig was vier procent van de verlossingen een keizersnee (landelijk twee procent). Nu is dat percentage opgelopen tot bijna dertig procent in de Vrouwenkliniek en landelijk vijftien procent.

Het hoge aantal oudere zwangeren zorgt voor meer gecompliceerde bevallingen, die vaker dan bij een eenvoudige verlossing leiden tot een sectio.

Een tweede verklaring voor de bijna dramatische (naar Nederlandse begrippen) toename van het aantal sectio's is angst. Van der Post: 'Je doet het om geen risico te lopen – iedere chirurg haalt er af en toe een goede blindedarm uit. Vroeger deden we het alleen als het heel erg dringend was. Nu wordt bij een langdurige baring en de perceptie dat een kind in nood is eerder de indicatie keizersnee gesteld.'

Een groot Canadees onderzoek toont aan dat kinderen in stuitligging gebaat zijn bij een sectio, zo komen ze minder vaak in de couveuse.

Van der Post, in de traditie van de behoudende Vrouwenkliniek: 'Als een patiënt met een stuitligging een sectio wil, krijgt ze die, maar onze voorkeur is toch vaginaal proberen.'

Een nieuw verschijnsel in Nederland zijn de 'wenssectio's, maar die komen niet vaak voor in de Vrouwenkliniek. 'Als iemand blank is, hoogopgeleid en goed in staat om uit te leggen waarom ze een keizersnee wil, krijgt ze die,' zegt gyneacoloog Maria Pel. 'Meestal zit er iets achter die vraag, we praten erover en bijna altijd kom je dan tot een compromis.'

Verdoving tijdens de bevalling is ook zo'n punt. Vroeger wilde geen arts ervan horen, zeker niet in de Vrouwenkliniek. Nu is 'epiduraal (lokale anesthesie) on demand,' is de ervaring van Pel, 'al zijn we er niet dol op, het geeft een hoger risico op kunstverlossing of een keizersnee'.

Veel veranderingen hangen samen met het grote aantal buitenlandse vrouwen (honderdtwintig nationaliteiten per jaar) en dat is vooral bij verloskunde te merken. 'Lactatiedeskundigen' om borstvoeding te propageren bij vrouwen die flesvoeding juist als een moderne zegening zien. Hele families aan het bed, vijf zusjes bij een bevalling, ruimte voor exotische rouwrituelen.

In elk geval hebben buitenlandse vrouwen een probleem minder, de kans dat ze zich op het spreekuur moeten uitkleden voor een man, is klein. Op verloskunde werken één mannelijke assistent en vijftien vrouwen. Ze zitten allemaal nog in de onderste regionen en niet op beleidbepalende plaatsen. Daar kwamen we, op één vrouw na, hoogleraar Joke Kok, nog altijd alleen mannen tegen.

ZAAD SCHONEN

Tot 1993 was zwangerschap voor met hiv besmette vrouwen zeer riskant en voor het kind levensgevaarlijk. De Vrouwenkliniek had deze vrouwen niets anders te bieden dan een abortus. Er was niets bekend over zwangerschap en hiv-infectie terwijl de heteroseksuele besmetting snel toenam.

Nu kan het virus uit het sperma van hiv-positieve mannen worden verwijderd, zodat een zwangerschap voor moeder en kind niet meer gevaarlijk is.

In het lab wordt het zaad van geïnfecteerde mannen 'geschoond'. Omdat het hiv-virus niet in de zaadcel zit maar plakkend aan het zaad meelift, kan het eraf gespoeld worden.

Het klinkt zo eenvoudig, maar er zijn vier bewerkelijke stappen voor nodig. Er wordt gewassen en gecentrifugeerd tot schoon sperma overblijft en daaruit, in een laatste behandeling, de snelste zwemmers bovenkomen.

Er zijn veel variaties mogelijk. De combinatie man is positief, vrouw negatief komt het meest voor. In dat geval wordt het 'geschoonde' zaad met een naald rechtstreeks in de baarmoeder van de vrouw gespoten. Een hiv-positieve vrouw kan natuurlijk niet onbeschermd vrijen, maar zij kan zichzelf wel met het zaad van haar man insemineren.

Mensen komen er voor van heinde en ver, de Vrouwenkliniek is de enige plek waar dit gebeurt. Ver is letterlijk, de helft van de geïnfecteerde zwangeren in het AMC is Afrikaans, iets meer dan een kwart komt uit Suriname of van de Nederlandse Antillen en de rest is Nederlands.

In de Vrouwenkliniek worden per jaar dertig kinderen geboren van wie een of beide ouders met hiv geïnfecteerd zijn of aids hebben. De meeste aanstaande moeders komen uit Afrika en zijn hier illegaal. Vaak horen deze vrouwen voor het eerst dat ze besmet zijn als ze, zoals alle zwangere vrouwen in ons land, worden getest op hiv.

Dat maakt hun leven extra moeilijk is de ervaring van Marion Kreijenbroek, 51 jaar, twee kinderen van 21 en 19, maatschappelijk werkster in de Vrouwenkliniek. Maar 'de gekte treedt pas goed in na de bevalling'. Om dat te begrijpen is enige uitleg nodig.

'De zwangere vrouwen hebben meestal nog maar weinig virus in hun bloed en hebben voor zichzelf nog geen medicijnen nodig,' zegt gynaecoloog Kees Boer, 60 jaar, drie kinderen van 32, 25 en 15.

'Om virusoverdracht op hun kind te voorkomen, krijgen ze in de tweede helft van hun zwangerschap pillen toegediend. Na de geboorte houdt de medicatie op. De baby krijgt preventief nog 'vier weken medicijnen in de flesvoeding.'

Kreijenbroek vult aan: 'Daarna gaan moeder en kind zonder pardon het land uit. Een paar jaar geleden konden we ze hier houden omdat de moeder in de toekomst medicijnen nodig zou hebben die er in Afrika niet waren. Nu is de redenering dat er pillen zijn in Nigeria, Zambia en Zimbabwe en vervalt de grond voor rechtmatig verblijf hier dus kunnen ze terug. Ze gaan de laatste tijd nog een stapje verder,' gaat ze verontwaardigd door, 'hiv-besmette vrouwen met kinderen die al wel afhankelijk zijn van medicijnen, moeten nu ook weg. Dat is een gotspe als je kijkt naar het aantal pillen in zo'n land en het aantal mensen dat daarvan gebruik kan maken. In sommige landen is het een procent, als het dertig procent is, hebben ze het goed voor elkaar.

Wat denk je,' vraagt ze ten slotte, 'denk je dat die vrouwen met hun kinderen teruggaan?'

Aan het einde van het gesprek komt Kees Boer met een verandering die ons met open mond achterlaat: het einde van het zoutloze dieet.

Sinds mensenheugenis hebben zwangere vrouwen op advies van hun arts zoutloos gegeten, om hoge bloeddruk te voorkomen. 'Onzin,' zegt hij, 'het is nutteloos en zelfs slecht. We lieten vrouwen voor misdadiger de deur uit gaan als we een spoortje zout in de urine vonden. We waren er geweldig mee bezig, en de patiënten ook, we hadden allemaal het gevoel dat het werkte. Een keer in de week een fruitdag erbij en dan vielen ze wel een kilo af, maar onderzoek toonde aan dat je er zwangerschapshogebloeddruk niet mee voorkomt.'

TEAM VERSLAAFDE ZWANGEREN

De Vrouwenkliniek is gespecialiseerd in de opvang van verslaafde zwangere vrouwen, altijd geweest. In de jaren tachtig lagen ze tussen de gewone zwangeren op zaal. Dat betekende roken onder de dekens, stiekem naar buiten om te gebruiken en stoned door de gang rollen.

Het gaat om ongeveer vijfenveertig vrouwen per jaar, dat worden er niet meer de laatste jaren, maar hun problemen worden wel steeds groter. Ze hebben geen uitkering, of het duurt een halfjaar voor ze die krijgen, en ze zitten vaak niet meer in de ziektekostenverzekering. Vroeger was er een vaste ambtenaar bij de sociale dienst voor deze vrouwen, die is wegbezuinigd.

Marian van Huis, 58 jaar, is hoofd van de verloskundigen en ontfermt zich sinds jaar en dag over de verslaafde zwangeren.

'Alles is even hard en bureaucratisch geworden, ik houd

mijn hart vast als ik zo'n meisje van 19 jaar met drie kinderen van wie de jongste net is geboren naar Hulp voor Onbehuisden moet sturen. Dat is geen plek voor een moeder die net is bevallen, maar er is niets anders meer, veel is wegbezuinigd.'

Kinderen van moeders die aan heroïne verslaafd zijn, gaan in de couveuse om af te kicken, dat kan weken duren. Bij kinderen van cocaïneverslaafden duurt het korter, maar is het vaak heftiger. Baby's van moeders die de nieuwe sterke wiet gebruiken, moeten ook afkicken.

De laatste tijd komen er steeds meer aan alcohol verslaafde zwangeren binnen, ook hun kinderen worden de eerste dagen van het leven nauwgezet geobserveerd.

Vrouwen die bij tweeëndertig weken zwangerschap clean zijn, mogen borstvoeding geven, anderen niet.

Na vijf dagen worden de moeders ontslagen. Als duidelijk is dat ze zich aan afspraken houden, voor hun kinderen kunnen zorgen en onderdak hebben, gaan de baby's mee – als ze afgekickt zijn.

Op woensdagmiddag eens in de maand, komt het 'Team verslaafde zwangeren' bij elkaar om de patiënten te bespreken.

Marjan van Huis, achter een hoge stapel dossiers, zit voor.

'Cliënte heeft keihard tegen me gelogen dat ze al een jaar clean was,' begint Van Huis. 'Ze is voor de tweede keer zwanger, de eerste keer is ze bevallen van een dood kind. Ze meldde zich na dertig weken zwangerschap bij een hulpverleningsinstantie, die vond dat er niets aan de hand was en wilde niets doen. Haar vroedvrouw nam haar onder de arm en bracht haar hier. De geboorte, prematuur, is goed gegaan.'

Het kind is vier weken in het ziekenhuis gebleven, daarna, meldt de maatschappelijk werkster, is de moeder met de baby naar haar grootmoeder vertrokken.

De vrouwen rond de tafel vragen zich zorgelijk af hoe lang zij en haar oma het met elkaar uit zullen houden.

Tweede dossier: Van Huis vertelt dat ze werd gebeld door de GG&GD met de mededeling dat daar een zwangere vrouw zat die wilde weten of ze nog cocaïne mocht vervoeren. 'Ze verpakt het goed hoor'. Daarop ontstond een merkwaardige spraakverwarring, vertelt Van Huis.

'Hoe bedoelt u? Hierheen vervoeren?'

'Nee, vervoeren, goed verpakt.'

Van Huis' pleidooi om het niet te doen, heeft niet geholpen. De vrouw is een paar dagen later op Schiphol gearresteerd, met bolletjes in haar maag.

Ze is negentien weken zwanger en gebruikt al meer dan tien jaar iedere dag coke en heroïne. Nu staat ze op een kwart tot een halve gram coke en methadon per dag. Ze heeft een geschiedenis van mishandeling en seksueel misbruik.

Ze kwam zelf naar de Vrouwenkliniek voor onderzoek, is hepatitis C positief en is niet te prikken. Afspraak gemaakt voor over twee weken.

Volgende patiënt gebruikt cocaïne, wiet en alcohol. Komt uit een keurige familie en heeft een goede baan. Ze gebruikte tot veertien weken zwangerschap, is nu gestopt, maar kan het niet volhouden. Ze is erg depressief, de maatschappelijk werkster vindt haar suïcidaal. Van Huis vraagt haar goed in de gaten te houden.

Wat moet ze, vraagt Van Huis, met een verslaafde zwangere die bier drinkt tegen de misselijkheid?

De vrouw kan nu ze zwanger is alles laten staan – behalve het bier – en voelt zich daar prettig bij.

Ten slotte worden twee verslaafde zwangere en misbruikte vrouwen doorgestuurd naar Rik van Lunsen van seksuologie.

Hij doet oefeningen met ze en leert ze zich te ontspannen. De eerste vrouw is misbruikt door de vriend van haar moeder en zwanger geworden. Ze is zwaar verslaafd en geconstipeerd. Van Lunsen kent de familie, hij heeft haar moeder ook behandeld. De andere vrouw is verkracht door een groep Marokkanen in Amsterdam-West. Ze is een borderlinepatiënt, leest Van Huis in het dossier en is vijf maanden zwanger.

Al meer dan twintig jaar verbaast Van Huis zich over wat verslaafde moeders kunnen opbrengen voor hun kinderen. 'In een halfjaar moeten ze hun hele leven op de rails zetten, voor huisvesting en verzekering zorgen. Vroeger konden we ze min of meer gerust laten gaan, naar speciale opvanghuizen, maar die zijn er niet meer. Je moet ze nu weg laten gaan naar familie of vrienden, en je weet, dat het spaak loopt.'

Al pratend windt ze zich steeds meer op, 'deze vrouwen hebben allemaal een slechte jeugd gehad, ze zijn mishandeld, verkracht, in de steek gelaten. Ze kunnen niet voor zichzelf zorgen, dat hebben ze nooit geleerd.'

ONCOLOGISCHE GYNAECOLOGIE

'Strijken, laat mij maar strijken,' zei gynaecoloog Nel Jager vijfentwintig jaar geleden, 'als we vandaag zouden ophouden met strijken, ben ik morgen weg.'

Ben Ketting, gepensioneerd gynaecoloog, begon begin jaren tachtig, al te twijfelen aan het nut van al dat gestrijk. 'Ik strijk me suf,' zei hij toen.

Al die uitstrijkjes maken in het wilde weg (slijm afnemen uit de baarmoederhals op zoek naar kankercellen) kwam voor een groot deel voort uit defensieve geneeskunde. 'Je zal nooit een kanker missen,' zegt Matthé Burger, hoogleraar oncologische gynaecologie, 55 jaar, twee kinderen van 23 en 21. 'Die opvatting leidde tot overbehandeling en heeft kwaad gedaan.'

Sinds het bevolkingsonderzoek naar baarmoederhalskanker in 1996 is ingevoerd voor vrouwen tussen 30 en 60 jaar, mogen artsen alleen op indicatie een uitstrijkje maken.

‘We weten dat in Nederland voor het dertigste levensjaar negentig procent van de vrouwen met baarmoederhalskanker geneest,’ vertelt Burger. ‘In 2003 waren er maar twintig sterftegevallen bij vrouwen onder de dertig en dat is een heel goede reden om niet al te vroeg met dat bevolkingsonderzoek te beginnen. Als je al die jonge vrouwen gaat uitstrijken, behandel je veel afwijkingen die nooit kwaadaardig zullen worden want op die jonge leeftijd gaat nog veel kanker in regressie’. En passant helpt Burger een hardnekkig misverstand uit de wereld: het krijgen van baarmoederhalskanker heeft niet te maken met het al of niet gehad hebben van veel minnaars.

‘Vrouwen met baarmoederhalskanker hebben 7,3 minnaars gehad, vrouwen die het niet hebben 7,1, hoe idioot dat ook klinkt.’

De Vrouwenkliniek genoot en geniet grote faam om haar operaties van baarmoederhalskanker. Dat waren en zijn nog altijd forse ingrepen, met onaangename gevolgen, zacht uitgedrukt. Incontinentie en een verkorte schede, om een paar te noemen.

Burger zweert bij de techniek van Wertheim-Okabayashi, die door zijn voorganger Lammes is geïntroduceerd in de Vrouwenkliniek. ‘Het voordeel zit ’m in de radicaliteit: de hele baarmoeder, het naastliggende bindweefsel en de lymfeklieren in het bekken gaan eruit. Ook de ervaring van de operateurs is bepalend voor het succes van de operatie.’

De Vrouwenkliniek is het enige centrum dat deze operatie al jaren ‘zo methodisch en systematisch’ uitvoert. Veertig keer per jaar, inmiddels hebben ze er een kleine duizend gedaan.

‘De behandelingsresultaten zijn internationaal gezien goed. Zo goed,’ zegt Burger, ‘dat we niet de behoefte hebben op wat minder radicale behandelingen over te gaan.’

Alleen voor jonge vrouwen, die kleine tumoren hebben

en nog kinderen willen, wordt geëxperimenteerd met een minder ingrijpende operatie.

Beeldend legt Burger de nieuwe techniek uit. 'Stel je voor, je haalt de baarmoederhals los van de baarmoeder, je opereert het door kanker aangetaste deel van de hals weg en je hecht de baarmoeder weer in de vaginatop waarbij je een klein gaatje naar de baarmoeder openhoudt.'

Hij is sceptisch – 'wat is dan nog de kans om zwanger te worden? De slijmloop is weg, dat openingetje kan verlittekenen en dan kan het menstruatiebloed er weer niet uit. Of de baarmoeder kan de zwangerschap niet vasthouden en dan moet er een bandje om de baarmoedermond gelegd.'

Burger zit alweer te tekenen, met een mooie lacqué Shaeffer zet hij een verkorte baarmoederhals neer, en legt uit dat de vagina wel wat korter wordt, maar geen zorgen. 'De schede heeft een elastische structuur dus als je hem gebruikt, komt-ie vanzelf weer op lengte – als ik het zo oneerbiedig mag zeggen.'

'Bovendien,' zegt hij, 'bereiden we de mensen erop voor dat de eerste coïtus om communicatie vraagt'.

De beperkte nieuwe techniek wordt tot nu toe alleen in Nijmegen toegepast. Er zijn plannen om deze besparende operatie, in samenwerking met de VU, ook in de Vrouwenkliniek aan te bieden.

Het wordt steeds duidelijker dat behandelingsresultaten afhangen van ervaring van de operateur – van aantallen.

'Hoe meer operaties je doet des te beter ben je.' Burger noemt dat vooral voor oncologische gynaecologie een belangrijk gegeven.

De overlevingskansen van vrouwen met eierstokkanker zijn laag in Nederland. Hij wijt dat aan gebrek aan ervaring van de operateurs, onderzoeken bewijzen het.

'Als een kanker in de hele buik is uitgezaaid of erg vast zit in het bekken is skill nodig om het er uit te krijgen.' Hij praat gedreven als een zendeling over zijn werkelijke vak, opereren. 'Je moet een buik kunnen beoordelen en je moet de skill hebben om al die tumor eruit te krijgen. Dat vraagt getrainde handen.'

Samen met een aantal regionale ziekenhuizen wil Burger oncologische teams opzetten om zo beter te kunnen bepalen welke aanpak voor de patiënt de beste is. Op die manier hoopt hij de overlevingskansen voor vrouwen met ovariumkanker ook in de regio te vergroten.

MODERN MANAGEMENT

De *performance* van een hoogleraar (Burgers woorden) houdt tegenwoordig meer in dan opereren en college geven: er moet omzet gedraaid worden. Zo ordinair zegt Burger het niet: 'We moeten het maximale eruit halen voor het geld dat we krijgen.'

Vroeger hadden artsen te maken met de directie en de verpleegadministratie, dat was het. Nu is er de concernstaf die de gang van zaken nauwgezet in de gaten houdt en vooral geïnteresseerd is in het antwoord op twee vragen: kan het nog efficiënter en is de klant tevreden?

Wij zien twee vertegenwoordigers van dit orgaan als ze aanschuiven bij een patiëntbespreking oncologie. Twee mannen in donkere pakken die als handelsreizigers van bijeenkomst naar vergadering trekken (de Vrouwenkliniek is een *pilotproject*) met hun powerpointpresentatie, 'Brieventraject op hoofdlijnen'. Het blijken academici te zijn die dokters willen leren bedrijfsmatiger te werken. Ze laten zien hoe het theoretisch mogelijk is het schriftelijke verslag van een doorverwezen patiënt binnen drie weken de deur uit te krijgen, 'het hele traject in drie weken te doorlopen'.

Er ontstaat verontwaardigd geroezemoes onder de aanwezigen over praktische bezwaren en het gebrek aan administratief personeel. De managers gaan onverstoorbaar door met hun verhaal. 'Het liefst zouden we het zo snel mogelijk implementeren, maar misschien is het niet haalbaar dat een brief binnen een week wordt geschreven.'

Te midden van het gemopper dringt Burger aan op een meer bedrijfsmatige aanpak, waarop een van de vrouwen van de administratie voorzichtig verontwaardigd reageert: ze zat vrijdagavond tot zeven uur achterstand weg te werken. Misschien kan ze wat sneller typen suggereert een van de mannen.

Als zijn collega het even later heeft over 'productie draaien' steigert gynaecoloog Concetta Salvatore, 49 jaar, twee kinderen van 12 en 11. 'We zijn hier geen koekjesfabriek.'

KLASSIEKE GYNAECOLOGIE

Het gaat bij gynaecologie gelukkig niet alleen om levensbedreigende ziektes. Er zijn ook nog gewone verzakkingen, vleesbomen, fistels en overgangsklachten. Die komen terecht bij Pim Ankum, de klassieke gynaecoloog, 51 jaar, een kind van 12 jaar.

Het grote nieuws is dat voor een vleesboom (myoom) in de baarmoeder niemand meer een zware uterusoperatie hoeft te ondergaan – bijna niemand. Via de slagaders in de liezen worden microscopisch kleine balletjes polyfynylalcohol in de bloedvaten van de baarmoeder gespoten waardoor de bloedtoevoer naar de vleesboom stopt en het myoom afsterft. Dit heet embolisatie en het is een röntgentechniek die ook bij hartcateterisatie wordt gebruikt.

Vooralsnog is het een experiment, de effectiviteit van de behandeling wordt nu onderzocht – geheel volgens het principe van de *evidence based medicine*. Een belangrijke vooruitgang die 'het vak verandert'.

Evidence based medicine is patiëntenzorg gebaseerd op betrouwbare onderzoeken en de nieuwste medisch-wetenschappelijke publicaties. Ankum noemt het up-to-date kennis. Iedereen zal denken dat een beetje dokter niet anders doet, maar dat is lang niet altijd zo.

'En er wordt nog volgens folklores gewerkt omdat de baas van de tent het zo wil.'

'Dat ding hier,' Ankum wijst op zijn computer, 'maakt het mogelijk in een fractie van een minuut de hele medische wereldliteratuur op te halen.'

Ankum is gepromoveerd op de diagnostiek van buitenbaarmoederlijke zwangerschap. Een verschijnsel dat in de jaren van de seksuele revolutie epidemische vormen aannam over de hele wereld. Oorzaak was een chlamydia-infectie die de eileiders beschadigde waardoor een zwangerschap bleef hangen in de eileider. Er waren veel vrouwen, 'een heel cohort vrouwen,' zegt Ankum, 'die keer op keer een buitenbaarmoederlijke zwangerschap kregen, omdat die chlamydia-infectie hun eileiders beschadigd had. Gelukkig is die ziekte nu bijna opgedroogd, dankzij veilig vrijen campagnes' hij wijst om zich heen, 'behalve hier.'

Tot zijn verdriet ziet hij in de omgeving van het AMC veel jonge Antilliaanse en Surinaamse meisjes die, enorm *at risk* zijn: chlamydia, abortus, tienerzwangerschappen, hiv-infecties, noem maar op.

'Een grote groep, die niet te bereiken is. Voorlichting komt niet aan, wat je er ook aan energie in stopt. We hebben de moeders gehad, de dochters komen eraan en je kunt wachten op de kleindochters. Allemaal maken ze een valse start op de seksuele markt met een ongewenste zwangerschap, een chlamydia of een hiv-infectie. Het is de derde wereld om de hoek.' Om moedeloos van te worden.

MEER VROUWEN AAN HET BED

Opvallend is het grote aantal vrouwelijke artsen in de Vrouwenkliniek. De staf bestaat voor de helft uit vrouwen. Bij de artsen in opleiding zijn nog meer vrouwen, tachtig procent.

Als we een bijeenkomst van de assistenten binnenlopen zit er een mannelijke assistent naast vijftien vrouwen.

Vijfentwintig jaar geleden was het eerder andersom en dan had de Vrouwenkliniek altijd al meer vrouwen in dienst dan andere ziekenhuizen.

Nog opzienbarender is een collegezaal vol vrouwelijke eerstejaars medicijnen (landelijk zeventig procent) met hier en daar een jongenshoofd.

Gynaecoloog Pim Ankum verklaart de feminisering van zijn vak niet uit het feminisme maar uit de nivellering van de specialisteninkomens.

'Het verlies aan status en inkomen van de specialisten, sinds de jaren tachtig, houdt jongens massaal weg uit de medische studie. Een snelle moderne jongen begint niet aan een langdurige opleiding die geen riant inkomen en geen status oplevert.'

COLLEGE PROFESSOR BLEKER

De scheidend hoogleraar Otto Bleker, hoofd van de kliniek, geeft een demonstratiecollege voor eerstejaars medicijnen in collegezaal 4. Het is hun kennismaking met verloskunde. Bleker weet hoe belangrijk zo'n eerste college is. Het zit zo goed in elkaar als een aflevering van *ER*.

De collegezaal zit voor driekwart vol met meisjes, mooie, intelligente gezichten, halflang haar en er zitten nog flink wat rokken tussen. Een hoofddoek, een baseballcap. De meesten zijn blank.

Wie te laat is, komt er niet in, 'trappen tegen de deur helpt niet' staat aangekondigd.

De professor rijdt zelf het bed binnen met een vrolijke, zwangere vrouw in een feestelijk hes, die vast van plan is er iets van te maken. Bleker krijgt een dasspeldmicrofoon op z'n hooggesloten witte jas en de patiënt een draadloze microfoon.

Hij vraagt zijn gehoor zich te verplaatsen in de rol van huisarts: 'Je hebt tien minuten de tijd om erachter te komen wat er in godsnaam met haar aan de hand is. Wie begint?'

Er komen aarzelende vragen, maar niet de goede.

'Wanneer was uw laatste menstruatie? Was uw cyclus regelmatig?' wil hij horen. En: 'Hoe jong bent u?'

'Ik ben 42 jaar jong,' zegt mevrouw vrolijk vanuit haar bed.

'Grapjes over leeftijd, kun je maar een kant op maken, de positieve,' zegt Bleker. '42 jaar en zwanger, dat heeft consequenties.' Stap voor stap bespreekt hij de risico's. Mevrouw is bereid heel open te praten over de beslissingen die een stel op leeftijd over een zwangerschap moet nemen. Tot en met het verschil van mening over de aanvaarding van de risico's voor het kind.

'Het was bijna het einde van ons huwelijk,' vertelt ze.

De jongens en meisjes, niet ouder dan twintig jaar, luisteren stil en geboeid. Mevrouw heeft twee keer een bloeding gehad en krijgt waarschijnlijk een keizersnee. Bleker draait haar bed om zodat ze kan mee kijken naar een filmpje van een sectio met live explicatie van de professor.

'Na de eerste snee werken we zoveel mogelijk stomp,' zegt Bleker als we vier handen de baarmoeder open zien scheuren.

'Met de hand erin,' roept onze buurvrouw verschrikt.

'Dat is geen gezicht, maar het is veel beter voor de genezing,' zegt Bleker.

Na een minuut of tien komt de baby tevoorschijn en stroomt een golf bloederig vocht uit de buik. De schrik in de zaal is te horen.

'Niet schrikken, jongens,' roept Bleker, 'het valt allemaal wel mee.' Aan de patiënt vraagt hij of ze het nog aankan. Dan legt hij omstandig uit hoe de buik wordt 'dichtgeknoopt' met twee knopen. Als het een beetje meezit, hebben we een sectio in vijftien tot twintig minuten uit en thuis voor elkaar.' En in een adem door: 'Had u nog vragen, mevrouw?'

Ze haalt een papiertje tevoorschijn en vraagt omstandig

waar het tweede eitje is gebleven dat bij haar na ivf is teruggeplaatst.

Zelf heeft ze wel een idee. Het zou gebeurd zijn toen ze met haar man naar bed ging, vier dagen na de innesteling. 'Toen wilden we toch wel een beetje seks, als ik dat hier mag neerleggen. We hebben dat niet inwendig gedaan, maar ik had wel een orgasme. Ik denk dat ik hem er toen uit heb gekieperd.'

Bleker stelt haar gerust: 'De kans op zwangerschap stijgt juist door een prettige coïtus, als ik het zo mag zeggen.'

Ten slotte vat hij het college samen en concludeert dat mevrouw, 42 jaar oud, in verwachting van haar eerste kind en met een geschiedenis van bloedingen, een keizersnee krijgt – voor de zekerheid.

Bleker wijst zijn studenten erop dat hij vijfentwintig jaar geleden een andere beslissing zou hebben genomen: 'We beschouwden de keizersnee toen als een verloskundige nederlaag. Dat deed je niet, we zouden het risico van gewoon bevallen hebben genomen.'

En in een *afterthought*: 'We zijn nu duidelijk angstiger dan vroeger en daardoor doen we op het ogenblik te veel keizersneden.'

AFSCHEID VAN DE CIRCUSDIRECTEUR

Prof. dr. Otto Bleker is gepokt en gemazeld in het vak. Vijfentwintig jaar geleden was hij een van de jonge honden in de Vrouwenkliniek. Samen met Maarten Schutte, nu ook in zijn laatste jaar, in het OLVG, vormde hij een onafscheidelijk duo. Altijd de witte jas open met wapperende panden, snel, geestig, aantrekkelijk, dag en nacht aan het werk, de leukste patiënten in hun wachtkamer en in het begin van hun carrière zelfs veroordeeld tot gechaperonneerd spreekuur.

In het rijtje bekende hoogleraren van de Vrouwenkliniek, Treub, Van Bouwdijk Bastiaans, Kloosterman, Treffers, Lammes, is Bleker de laatste. Zelf rekent hij zich niet tot de grote namen, de tijd van opererende sterren is voorbij.

'Wat de professor niet wist, was de moeite van het weten niet waard, zo was het toen,' zegt Bleker. 'Wij werkten in de beste kliniek en wijzelf waren ook zonder enige twijfel de besten. Wat in andere ziekenhuizen gebeurde, interesseerde ons niet. De professor had altijd het laatste woord.'

Dat is drastisch veranderd: teams bepalen nu het beleid, alles ligt vast in protocollen en richtlijnen.' En het duurt niet lang meer of *evidence based medicine* ligt ten grondslag aan iedere behandeling. Het is de nieuwe formule: medisch handelen gebaseerd op controleerbaar onderzoek.

Ook de functie van hoogleraar is veranderd. We zien hem vaker in krijtstreep van de manager dan in een witte jas. Hij vindt zichzelf meer een circusdirecteur, een 'circusdirecteur die iedereen in de gelegenheid stelt zijn kunstje te doen'.

Bleker, niet geboren met een gouden lepel in de mond – zijn vader was kruidenier in de Zaanstreek, heeft zichzelf veel moeten bijbrengen. Daarin is hij geslaagd. Hij is joviaal, hartelijk en ontwikkeld op veel terreinen. Zijn grote hobby is de VOC, waar hij alles van weet; in zijn kamer staat een origineel kanon van een VOC-schip. Uiterlijk, lang, slank en blond, had hij een schaatser kunnen zijn uit een Noord-Hollands dorp – Ard Schenk.

Kloosterman, zijn grote en 'geliefde' leermeester waarschuwde hem na zijn eerste zelfstandige operatie. 'Het komt wel goed met jou, wat je nu nog bedreigt, zijn geld, ijdelheid en hormonen.'

Voor geld is Bleker niet bezweken. Hij woont in een eenvoudig huis, met een weergaloos uitzicht over weilanden en water. Hij heeft precies de dosis ijdelheid die nodig is om zijn studenten te boeien. En van zijn hormonen weten we niet meer dan wat hij er zelf over zegt. Jaargangen studenten van Bleker horen dat hij minstens een keer de borsten van een aantrekkelijke patiënt onderzocht, zonder enige indicatie.

In een voordracht op een symposium ter gelegenheid van het afscheid van een collega ging hij iets verder en vroeg zijn toehoorders: 'Hebt u ooit gedacht, mijn god wie ben ik dat dit stuk mijn spreekuur binnenstapt. En ging dan ook even door uw hoofd dat u alles wilde achterlaten om samen een nieuwe toekomst tegemoet te gaan? Natuurlijk. Maar wat u zegt is: mijn collega weet veel meer van uw probleem dan ik, u verwijst haar en gij zult haar nooit meer zien.'

In colleges, tijdens voordrachten en in gesprekken houdt hij als het even kan een pleidooi voor betere manieren tegenover de patiënten. Allergisch is hij voor het woord *mag* in de gezondheidszorg. 'U *mag* gaan zitten, u *mag* uw broek uittrekken.'

Wat jij niet wilt dat thuis geschiedt, doe dat ook in het ziekenhuis niet, is zijn motto. 'De telefoon aannemen terwijl je in gesprek bent met de patiënt, een dossier lezen in haar bijzijn, het hoort niet. Het spreekuur is van de patiënt en *time is the heart of medicine*.'

LES YEUX SONT FAITS

Bleker begon zijn carrière vijfendertig jaar geleden in de hoop een oplossing te vinden voor de drie grootste problemen in de verloskunde: aangeboren afwijkingen, vroege vroeggeboorte en fatale groeiachterstand. Problemen die van alle tijden zijn en in de Middeleeuwen al bestonden, dus misschien iets te hoog gegrepen.

Zijn grote trots, het Amsterdamse Hongerwinteronderzoek, werpt in ieder geval een 'heel klein beetje licht' op de grote kwesties. Voor eens en voor altijd maakt het duidelijk dat de allereerste weken van een zwangerschap allesbepalend zijn.

'Les yeux sont faits,' zegt Bleker, 'als de vrouw misschien nog niet eens weet dat ze zwanger is. En dat maakt het zo godvergeten moeilijk er iets aan te doen. Als je iets wilt doen, moet dat heel vroeg gebeuren en de vraag is of je er in dat stadium nog iets aan kunt veranderen.'

Een griezelige uitkomst; als de conditie van de moeder in de eerste weken zo belangrijk is voor het kind, moet ze daarvoor ook al in optima forma zijn. Adieu seks, drugs en rock-'n-roll.

'Geen paniek,' zegt Bleker, 'het is epidemiologie.'

Aanleiding om het Hongerwinteronderzoek op te zetten was de 'hypothese van Barker', een Engelse gynaecoloog. Hij ontdekte twintig jaar geleden dat kinderen met een laag geboortegewicht op latere leeftijd meer kans hebben op suikerziekte, hoge bloeddruk en hart- en vaatziekten.

Inmiddels was bekend dat een laag geboortegewicht van de baby het gevolg is van een slechte placenta en dat een slechte placenta alles te maken heeft met een slechte voedingstoestand van de moeder.

Met dat laatste had de Vrouwenkliniek ervaring. Vlak na de hongerwinter in 1944/'45 zijn daar honderden kinderen geboren uit moeders die, om het zacht te zeggen, in slechte conditie waren. Die kinderen zijn nu rond de zestig, dus in de gevaarlijke leeftijd. En ja, suikerziekte, hoge bloeddruk en hart- en vaatziekten komen veel vaker voor bij kinderen van moeders die in de hongerwinter zwanger werden. Conclusie: in de eerste fase van de zwangerschap is de ontwikkeling van een kind al bepaald. Bleker noemt deze uitkomst van het Hongerwinteronderzoek een 'heel klein eerste stapje naar de oplossing van de grote problemen'.

STERFTE ROND DE GEBOORTE

De verstoting uit de hoogste regionen van de lijst van Europese landen met de laagste perinatale sterfte veroorzaakte dit voorjaar nogal wat opschudding.

Bleker maakt zich geen grote zorgen. 'De sterfte rond

de geboorte is in Nederland al dertig jaar hetzelfde, tien op de duizend kinderen gaan dood in de weken rond de geboorte. Dat zijn in Nederland tweeduizend kinderen. Het klinkt hard, maar veel lager zal het niet worden. Drie tot vier baby's sterven aan aangeboren afwijkingen, een tot twee zijn te vroeg geboren om te kunnen leven, een of twee gaan dood door een ernstige groeiachterstand en over de doodsoorzaak van nog eens een of twee kun je discussiëren.'

Onze vraag of de typisch Nederlandse voorliefde voor een bevalling met hulp van een vroedvrouw iets te maken kan hebben met het gestegen sterftecijfer veegt hij van tafel.

Net als vijfentwintig jaar geleden verdedigt hij 'ons verloskundig systeem', van liefst thuis of poliklinisch bevallen. Van Kloosterman leerde hij dat zwangerschap en bevalling normale, dus fysiologische processen zijn.

'Dat is een opvatting die meer en meer onder druk staat, maar waar ik het nog steeds van harte mee eens ben. Je maakt 'm thuis, je krijgt 'm thuis.'

Van de tweehonderdduizend bevallingen per jaar gebeuren er zestigduizend thuis en dertigduizend in het ziekenhuis onder leiding van een verloskundige. Honderdentienduizend vrouwen bevallen in het ziekenhuis onder leiding van een gynaecoloog.

Dat geeft hem grote zorg, dat is te veel. Voor deze toename van ziekenhuisbevallingen zijn twee groepen vrouwen verantwoordelijk. De oudere primi's die aan zien komen dat het waarschijnlijk bij één kind zal blijven en daarom geen enkel risico willen nemen, kiezen voor een bevalling in het ziekenhuis. En buitenlandse vrouwen voor wie het ziekenhuis een verworvenheid is in vergelijking met de primitieve omstandigheden in hun land van herkomst.

'Vooral Ghanese vrouwen houd je met geen honderd paarden thuis,' zegt Bleker. 'In de eigen omgeving, uitzonderingen daar gelaten, is veel meer rust en we weten dat continuïteit van de zorg heel belangrijk is. Als er voortdurend een vroedvrouw bij je bed zit, voel je minder pijn, dat heeft onderzoek bewezen. Meneer alleen is niet genoeg.'

Terugkijkend op vijfendertig jaar verloskunde concludeert hij dat het een 'bescheiden vak' is. 'Diagnostisch zijn we opgeschoten maar qua interventies niet. Wij zijn geen groeimarkt, er komen niet meer kinderen. Bij oogheelkunde en interne verdubbelt het werk als gevolg van de vergrijzing en daarmee het aantal assistenten. Bij ons niet, oudere dames zitten goed in elkaar, de helft van Amsterdam loopt niet verzakt rond.'

SEKSUOLOGIE

Net als vijfentwintig jaar geleden begint de patiëntbespreking van seksuologie een kwartier te laat. Er wordt niet meer gegiecheld, gegrapt en geginnegapt zoals vroeger. Seks is volwassen.

Veel tijd om te lunchen is er niet in de Vrouwenkliniek. Daarom staan bij alle besprekingen tussen de middag broodjes klaar die gegeten worden terwijl intussen de akeligste ziektebeelden worden besproken, op foto's aan de muur hangen of op een scherm geprojecteerd worden. Te drinken is er vooral melk, Spa, thee en nog maar weinig koffie.

Fleur, een van de jongste assistenten, doet verslag van een geremde patiënt die ze heeft leren 'seksualiseren'. Ze droeg hem op om elke vrouw die zijn pad kruiste een cijfer te geven. Dat werkte zo goed dat het aantal onenightstands 'de lucht in schoot' en hij zelfs twee keer achter elkaar klaarkwam.

'Je hebt hem hopelijk wel verteld dat dit over een tijdje is afgelopen?' vraagt dr. Rik van Lunsen, hoofd van de afdeling seksuologie.

'Echt iets voor oude mannen om dat uit te leggen,' fluistert een ouder vrouwelijk staflid geïrriteerd.

De volgende patiënt is na een orgasme onverklaarbaar extreem uitgeput. Hij is getrouwd met een vrouw op wie hij niet verliefd is.

'Een zaadlozing kost niet meer energie dan twaalf traptreden,' zegt Van Lunsen. Hij raadt paradoxale behandeling aan. 'Doe het vier maal daags,' vermijden van seks is schadelijker.

De psychiater rapporteert over een man die niet klaar kan komen terwijl hij voor geassisteerde voortplanting met zijn zaad op de proppen moet komen. Van Lunsen suggereert de supervibrator. 'Dan moet-ie van goeden huize komen, wil het niet lukken.'

Dan is er het probleem van een man die uren voor zijn computer zit te masturberen om maar niet aan het werk te hoeven.

'Nooit gepuberd', daar komt het uit voort, denken de artsen. Hij vraagt zijn dokter letterlijk om 'huiswerk'. 'Dan ben je toch niet goed,' laat die zich ontvallen. De bespreking is in drie kwartier klaar.

SCHUURPAPIER OP SCHUURPAPIER

Gynaecologen die niet over seks durfden te praten met hun patiënten werden vijfentwintig jaar geleden verplicht op stage gestuurd bij de afdeling seksuologie. Rik van Lunsen, 54 jaar, drie kinderen van 24, 11 en 9, moet er om lachen.

'Toen was het nog een beetje een hobby, een gek winkeltje in een hoekje van de kliniek waarvan iedereen zich vooral afvroeg wat er in godsnaam gebeurde.'

Geen zin was klacht nummer één herinneren wij ons. 'Dat bleek achteraf allemaal te berusten op verschil in verlangen,' valt Van Lunsen in. 'Vrouwen die wat anders wilden dan hun man.'

De grootste groep patiënten die hij op zijn spreekuur

krijgt, zijn jonge vrouwen tussen 20 en 30 jaar. Hun probleem is pijn bij het vrijen, al jaren lang. Ze zijn eindeloos bij dokters geweest, ze hebben allerlei zalfjes en middeltjes gekregen om een droge vagina vochtig te maken, maar niets helpt.

'Het schuurpapier op schuurpapiereffect heeft inmiddels geleid tot een chronische ontsteking van de huid rond de ingang van de vagina,' zegt Van Lunsen. En de bekkenbodem is als reactie op de pijn steeds meer op slot gaan zitten. Ze kunnen inmiddels geen gemeenschap meer hebben.'

Veertig jaar na de seksuele revolutie verbaast het hem dat vrouwen regelmatig met een man naar bed gaan als ze er eigenlijk geen zin in hebben, geen opwinding voelen en zich zelfs niet kunnen ontspannen.

'Vrouwen hebben wat seks betreft een handicap. Ze kunnen het, ook al kan het eigenlijk niet. Ze zijn zich er nauwelijks van bewust dat zij net zo'n soort mechaniek hebben als mannen, een machientje dat eerst moet werken voor je ergens aan begint.'

Pijn bij het vrijen komt vooral voor bij jonge, hoogopgeleide vrouwen die vinden dat ze overal tegelijk goed in moeten zijn, ook in bed. Ze komen allemaal met hetzelfde verhaal in de Vrouwenkliniek: op hun partner is niets aan te merken, het eerste halfjaar hebben ze overal en altijd zin. Daarna komen de verschillen in verlangens, dan wil hij vaker dan zij.

'En dan gaan zij het toch doen, omdat die man wil, niet omdat die man nou zo vreselijk aandringt, of omdat hij dat opeist, maar omdat ze vinden dat ze het moeten doen.'

Het valt hem op dat het om een groep vrouwen gaat met wie verder niets mis is.

'Het zijn de ideale schoondochter, de ideale werkneemster, student en partner maar geen van allen kunnen ze duidelijk maken wat bij seksualiteit hun eigen wensen en grenzen zijn.'

De oorzaak zoekt hij in 'problemen met autonomie'.

'Als je ze test vind je niet veel bijzonders, behalve dat ze geneigd zijn het oordeel over zichzelf af te meten aan wat ze denken dat anderen van ze vinden. Ze nemen niet hun eigen gevoel als referentiekader maar dat wat ze denken dat zou moeten. Om het gekscherend te zeggen: het zijn halve jaarclubs rechtenstudenten.

Ze raken in de problemen onder de maatschappelijke druk van presteren op alle fronten. Vrouwen hebben hun seksualiteit op de agenda gezet, beide partners moeten het naar hun zin hebben in bed, maar ze gedragen zich er niet altijd naar. Ze geven nog steeds het seksuele script uit handen.'

Van Lunsen is hevig teleurgesteld in de moeders die allemaal de seksuele revolutie hebben meegemaakt maar hun dochters halfslachtig voorlichten. Er is geen meisje van 18 dat weet hoe het bij haar fysiek precies werkt, heeft hij ontdekt.

'Dat ze net zo'n apparaat heeft als een jongen. Jongens hebben nachtelijke erecties, meisjes hebben precies hetzelfde 's nachts – zeven keer per nacht,' voegt hij er fijntjes aan toe.

Hij ziet onze verbazing. Waarom merken we daar niets van?

'Omdat je slaapt. Mannen worden wakker met een ochtenderectie, bij vrouwen is daar geen term voor, ja ochtendsoppen.'

Hij heeft nog een verrassing in petto. De permanent droge vagina van vrouwen na de overgang, zo schrijnend beschreven door Renate Dorrestein, is een mythe. Het is bewezen in het laboratorium.

'Er blijkt geen enkel verschil te zijn in vaginale vochtigheid tussen vrouwen voor en na de overgang – *als ze opgewonden zijn*. De seksuoloog wil het er wel in hameren.

'Na de overgang hebben vrouwen alleen in niet opgewonden toestand een drogere vagina, dat hebben we keihard kunnen bewijzen door het in het laboratorium te meten.'

CAMEL TOE

De afdeling van Rik van Lunsen houdt zich bezig met zoals hij het noemt twee takken van sport: de seksuologie en de psychosomatische gynaecologie. Op het laatste gebied spelen zich de typische 'tijdsfenomenen' af. Voorbeelden: het maagdenvliesherstel en een nieuwe rage, lippen knippen.

Tot voor kort verklaarden seksuologen de vraag om schaamlipverkleining uit een traumatische seksuele voorgeschiedenis, meestal incest. Nu er zo veel vragen komen om correctie van de binnenste schaamlippen is het iedereen duidelijk dat het om een 'actueel schoonheidsideaal' gaat dat van de sportschool komt.

'Alles moet kaalgeschoren, glad en strak zijn,' legt Van Lunsen uit. Net als in de porno-industrie: weggeretoucheerde en kaalgeschoren, geïnfantiliseerde geslachtsdelen, ook bij mannen.'

We moeten voor de grap eens even *googelen* op de term *camel toe.* Voor de verandering krijgen we niet een baarmoeder onder onze neus maar de afdruk van een kamelenteen in het zand.

'En die mag je niet door je onderbroek zien. Het toppunt van erg is dat een meisje op school door haar strakke broekje een camel toe heeft.'

In de Vrouwenkliniek zijn ze niet blij met dit soort verzoeken.

Maar toch heeft Van Lunsen liever dat de meisjes naar het AMC komen in plaats van naar een commercieel cosmetisch instituut.

'Wij hebben de kans om met ze te praten, in de hoop dat ze ervan afzien. We leggen ze uit dat de binnenste schaamlippen een seksuele functie hebben, dat ze onderdeel uitmaken van het zwellichaam dat voor vrouwen belangrijk is.'

Als de boodschap niet aanslaat, krijgen de meisjes de operatie, de vrouw beslist. Hetzelfde geldt voor het herstel van het maagdenvlies. In de Vrouwenkliniek en het Sint Lucas/Andreas Ziekenhuis, die samen onderzoek doen, worden vijftig meisjes per jaar aan een min of meer hersteld maagdenvlies geholpen. En dat zijn vrouwen die hemel en aarde bewegen om de operatie te krijgen.

'De angst voor ontdekking dat ze geen maagd meer zijn, is vaak een concreet gevoelde doodsdreiging.'

Exacte landelijke cijfers zijn er niet, Van Lunsen gaat uit van driehonderd tot vijfhonderd hersteloperaties per jaar. Zoals hij ook Marokkaanse en Turkse meisjes uitlegt dat het maagdenvlies een mythe is, laat hij ons op foto's zien dat het niet meer is dan een 'rand met flubbertjes rond de ingang'. 'Meestal zijn er wel wat flubbers die je aan elkaar kunt hechten, waardoor het net iets strakker wordt.'

Hij zegt dat 'massa's dokter het doen, zonder blikken of blozen', maar dat er nog niet een op het idee is gekomen zo'n vrouw naderhand te vragen hoe het haar is vergaan na de huwelijksnacht. Ook dat wordt nu in kaart gebracht.

Dat hoogstens vijfenzestig procent van de vrouwen de eerste keer bloedt, ook in Marokko, is een feit waarvan de meesten geen weet hebben. Alle trucs om toch met een bebloed laken uit de slaapkamer te komen, die vrouwen daar aan elkaar doorgeven, krijgen meisjes hier niet te horen. Hier zijn het dokters die met de alternatieve oplossingen komen.

'Het eenvoudigste is in je vinger prikken en het bloed aan het laken smeren. We kunnen ze ook een buisje bloed met een antistollingsmiddel meegeven, dat ze verstoppen in hun huwelijksgewaad en op het geëigende moment kapot drukken.

Er is ook een gynaecoloog in Amsterdam die een vaginale zetpil heeft gemaakt waarbij wat karmijnrood vrijkomt doordat die pil oplost, maar het ziet er niet heel erg echt uit,' vertelt Van Lunsen.

Zelfs een door de wol geverfde arts als hij is, hoort toch nog op van de verhalen op zijn spreekuur. Vooral de 'tests' die moeten aantonen dat een vrouw maagd is of niet verbazen hem, omdat de angst voor die onzin zo groot is. Hij vertelt het verhaal van een meisje dat met een Hollandse jongen naar bed was gegaan, om de schande van misbruik door een oom uit te wissen.

'Ze dacht dat haar familie vermoedde dat ze geen maagd meer was. En ze wist dat haar de eiertest wachtte als ze voor haar huwelijk terug moest naar haar Berberdorp.'

Een beproeving, bedacht door de wijze vrouwen van het dorp waarbij het 'verdachte' meisje met haar benen uit elkaar op haar rug moet gaan liggen en boven de vulva een ei wordt gebroken.

'Als het eierstruif erin loopt ben je geen maagd meer,' zegt Van Lunsen 'en als het struif blijft staan, wel.' Dat meisje was zo bang dat zijn eerste reflex was: 'daar gaan we iets aan doen, we gaan ervoor zorgen dat ze slaagt voor de test.'

Ze kreeg bekkenbodemoefeningen om haar vagina dicht te kunnen knijpen en er is veel met haar gepraat.

'Uiteindelijk heeft een van de vrouwelijke gynaecologen hier een doos eieren uit het restaurant gehaald en heeft met haar geoefend om haar het zelfvertrouwen te geven dat ze het kon. Het is uiteindelijk goed gekomen.'

Achteraf is het onvoorstelbaar dat we vijfentwintig jaar geleden op de afdeling seksuologie niet hebben gepraat over aanranding en verkrachting. Het kwam ter sprake als er een verkrachte vrouw door de politie naar het ziekenhuis werd gebracht in verband met sporenonderzoek maar dat was het. Over achtergronden, oorzaken, cijfers werd niet gesproken.

Van Lunsen begint er nu over uit kwaadheid over de bezuinigingen op seksuele hulpverlening en opvoedings- en voorlichtingstaken. 'Een op de drie Nederlandse vrouwen wordt voor ze zeventien jaar is minimaal een keer gedwongen tot het verrichten of ondergaan van seksuele handelingen,' zegt hij. 'Iedereen schreeuwt moord en brand als kinderen misbruikt of mishandeld worden. Toch bombardeert zo'n christendemocratisch kabinet seksualiteit tot luxe artikel en maakt een eind aan de hulpverlening. Zoek het maar uit, eigen verantwoordelijkheid.'

'Zoek het maar uit', dat is een opvatting die niet past in de Vrouwenkliniek. Vijfentwintig jaar geleden niet en nu niet. Meer dan andere ziekenhuizen in Nederland heeft het AMC te maken met onverzekerde patiënten. Louise Gunning, voorzitter van de Raad van Bestuur van het AMC, stelde in NRC *Handelsblad* (28 december 2005) duidelijk dat zij het niet eens is met de opvatting dat alleen onverzekerden in levensgevaar behandeld worden. 'Dat betekent dat duizenden patiënten medisch noodzakelijke zorg ontberen. Laten we eens hardop durven zeggen dat wij dat in Nederland niet willen en dat het ook nergens voor nodig is.'

'Die vrouw heeft kloten,' zegt Otto Bleker scheidend hoofd van de Vrouwenkliniek.

Concreet, wat gebeurt er als een onverzekerde zwangere op de stoep staat? 'Die helpen we,' zegt Bleker. 'Er wordt gecheckt of ze zelf iets kan mee betalen, maar ze wordt niet weggestuurd. Er is zelfs een hulpclubje van verpleegsters en verloskundigen dat kinderkleertjes inzamelt.'

Vrouwen bevallen nog steeds, dat is het enige wat niet veranderd is, dachten we, maar het is niet helemaal waar. De bevalling is wel veranderd, vrouwen beginnen later aan kinderen, na hun opleiding en als het werk een beetje vorm heeft gekregen. En in tegenstelling tot vroeger bevalt een vrouw hooguit 1,7 keer in haar leven. Ze neemt niet het risico dat ze halverwege de thuisbevalling naar het ziekenhuis moet – een te trage ontsluiting na twaalf uur weeën is indicatie voor opname. Ze is niet van plan uren pijn te lijden en wil pijnstilling. 'Wie het vraagt krijgt het.' Ze eist een sectio als ze er genoeg van krijgt. 'Iemand die blank is, hoogopgeleid en goed kan praten, krijgt 'm'.

De redenering van de moderne zwangere is ons wel eens als volgt beschreven: 'We gaan nu trouwen, dan wil ik nog even mijn opleiding afmaken en denk ik in juni over twee jaar te bevallen. Dan is het 's nachts niet zo koud om op te staan en dan is iedereen op de zaak met vakantie. Als ik in september terugkom heeft niemand er iets van gemerkt. Mocht het een keizersnee worden dan moet het litteken wel mooi zijn en onder de bikinilijn.'

Deze vrouwen bevallen niet thuis, dat is duidelijk. Ze nemen het risico niet en gaan naar het ziekenhuis. Een ontwikkeling waar ze niet blij mee zijn in de Vrouwenkliniek waar generaties hoogleraren de bevalling thuis hebben gestimuleerd met het argument dat bevallen in het ziekenhuis leidt tot medicalisering.

'We staan op een belangrijk punt in de geschiedenis van de Nederlandse verloskunde,' zei Otto Bleker in zijn afscheidsrede in juni 2006, 'verdergaande medicalisering van de verloskunde of niet.'

Hij wil een publiek debat over het unieke karakter van 'onze verloskunde' met als essentieel onderdeel de thuisbevalling.